LIVRET

DE

PRÉSERVATION CONTRE LE CHOLERA

RENSEIGNEMENTS POUR S'EN GARANTIR

PAR

Le Docteur HONÉ

Prix : Cinquante centimes

PARIS

GERMER-BAILLIÈRE, ÉDITEUR

RUE DE L'ÉCOLE-DE-MÉDECINE, 17

A. MARAIS

RUE SAINT-JACQUES, 161

1874

PRÉSERVATION DU CHOLÉRA VULGARISÉE

LIVRET

DE

PRÉSERVATION CONTRE LE CHOLÉRA

RENSEIGNEMENTS POUR S'EN GARANTIR

PAR

Le Docteur HONÉ

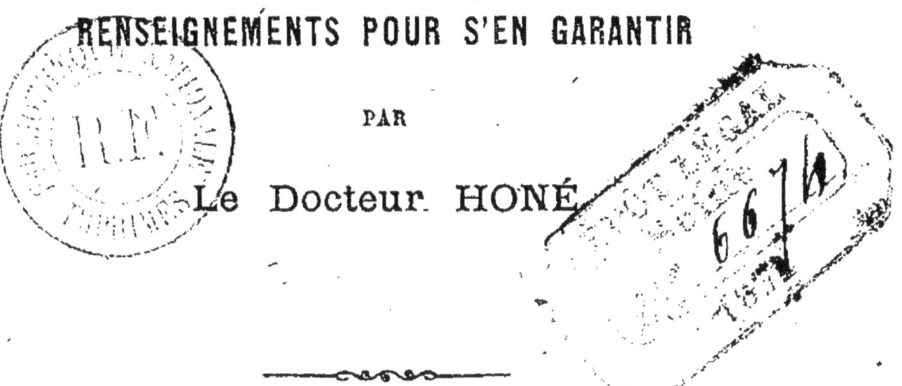

PARIS

GERMER-BAILLIÈRE, ÉDITEUR

RUE DE L'ÉCOLE-DE-MÉDECINE, 17

A. MARAIS

RUE SAINT-JACQUES, 161

1874

A TOUS

ET PARTICULIÈREMENT AUX TRAVAILLEURS

Avant qu'on ait reçu la visite et les ordonnances du médecin, aux premiers moments des indispositions, durant l'épidémie cholérique, on pourra, en s'aidant des renseignements ci-dessous, éviter d'être pris du choléra à la suite de l'indisposition, immédiatement ou bien quelques heures après.

Nous indiquerons également les précautions principales à prendre en bonne santé.

AVANT-PROPOS

1. — Il me semble impossible que les médecins puissent donner d'avance à leurs clients des renseignements assez détaillés et suffisamment profitables pour se préserver du choléra. La multiplicité des détails à retenir et d'autres causes encore ne permettraient pas aux personnes étrangères à la médecine de faire le nécessaire. Après un certain temps écoulé, une partie de ces détails serait oubliée à demi. La précision des souvenirs ne serait pas suffisante, on se tromperait souvent et cela pourrait devenir très-nuisible. Aussi les médecins renoncent-ils, en général, à donner ces renseignements d'avance. S'ils le font quelquefois, c'est en abrégé, incomplétement, et sans grand espoir que ce soit bien utile.

2. — Il n'osent guère, en particulier, donner des renseignements d'avance sur les remèdes que l'on

doit prendre au premier moment des indispositions qui amènent le choléra et avant que l'on ait pu les appeler et recevoir leur visite. Ils craignent que l'on ne se rappelle qu'imparfaitement leurs prescriptions, qu'on les suive mal, et que cela soit plus nuisible qu'utile.

3. — Les médecins pourraient autoriser leurs clients à lire et à relire ce livret de préservation contre le choléra, et à suivre nos recommandations pendant les premiers moments des indispositions, durant l'épidémie et jusqu'à l'instant où ils arriveraient eux-mêmes près de la personne indisposée. S'ils jugeaient convenable, d'après les dispositions particulières à quelqu'un, de modifier quelque chose dans les procédés enseignés par ce livret de préservation, ils pourraient le lui indiquer en peu de mots. Ce serait moins embarrassant pour le médecin et aussi plus commode pour le client. Pour attendre la visite du médecin, cela vaudrait mieux que l'absence de renseignements, et même que de meilleurs renseignements à demi-oubliés. Si le malade venait même à ne pas se rappeler suffisamment les recommandations du médecin, il y aurait peu d'inconvénients, en général, à ce que le médecin dise au malade de suivre uniquement, en ce cas, celles du livret de préservation. Le médecin aurait

ainsi plus de chance de conserver ses clients et amis, de les sauver du choléra.

4. — Après les premiers moments des indispositions, pendant l'épidémie, les renseignements du livret ne pourraient pas être suffisants pour prémunir contre les aggravations et la venue du choléra ; il faut, pendant qu'on les suit dans les premiers moments, alors même que l'indisposition semblerait s'arrêter, — car un redoublement violent pourrait se produire encore et marcher trop vivement, — prendre ses mesures pour avoir ensuite la consultation du médecin.

MOTIFS DE CE PETIT LIVRE

5. — Un petit livre ou livret de renseignements pour se préserver du choléra, fait pour le public et mis à la portée de tout le monde, me paraît pouvoir être utile notablement à presque toutes les personnes qui l'étudieront et le suivront avec soin.

6. — Au premier moment où survient un état d'indisposition léger ou fort, durant l'épidémie du choléra, il faut agir, sans retard aucun, par des moyens puissants pour empêcher que le choléra puisse vous prendre. Cela est admis et certain.

7. — C'est dans ces premiers moments des indispositions surtout que vous pouvez vous préserver, vous cuirasser contre le choléra.

8. — Vous ne pouvez pas avoir le médecin immédiatement, au premier instant, pour vous diriger; le livret remplacera le médecin pour ces premiers moments, non pas complétement, mais à demi, jusqu'à l'heure où vous pourrez avoir ses conseils.

9. — Un état d'indisposition se produit chez une multitude de personnes durant l'épidémie du choléra et sous l'influence de ce dernier, dès qu'il commence à exister dans une localité quelconque; c'est un signe que ces personnes sont devenues susceptibles d'être prises du choléra, quelque légère que soit l'indisposion. C'est un avertissement, et l'on doit user des précautions majeures sans retard aucun. Lorsque l'indisposition a été arrêtée ensuite et a disparu depuis un certain temps, on n'est plus exposé, en général, à avoir le choléra. Arrêtez-la donc et guérissez-la promptement, en faisant usage, sans retard aucun, de moyens puissants et non de moyens imparfaits. En attendant la consultation du médecin, usez des renseignements du livret ou bien de ceux que le médecin vous aura donnés d'avance, si vous en avez conservé le souvenir exact.

10. — Les renseignements du livret vous paraîtront différer de ceux donnés par le médecin un peu ou beaucoup. Malgré ces différences, ils auront pour ces premiers moments une valeur préservatrice assez sensible pour tous. Ce sera beaucoup pour quelques personnes et notablement encore pour presque toutes les autres, suivant les dispositions personnelles et suivant certaines circonstances variables de l'indisposition.

11. — Les renseignements du livret ne pourront pas être oubliés. On aura la facilité de les lire d'avance, paisiblement, sans précipitation, avec calme et loisir, plusieurs fois. On les fixera ainsi dans sa mémoire assez bien, assez surtout pour pouvoir les retrouver rapidement dans le livret, en relisant celui-ci au moment du besoin.

12. — On aura pu bien se rendre compte à loisir, d'avance, de ce qu'il faut avoir en provision chez soi, de ce dont il faut se munir d'avance aussi pour pouvoir agir au premier instant de l'indisposition, la nuit comme le jour. Cela est de la dernière et suprême importance pour empêcher que l'indisposition se transforme en choléra.

13. — La faculté de relire les détails les plus importants dans le livret au moment où l'indisposition

commencera, rendra facile d'exécuter avec précision les soins recommandés et d'éviter les erreurs.

14. — L'utilité d'un livret semblable paraît devoir être comprise et reconnue par la majorité du public, dans l'avenir du moins, si ce n'est immédiatement. L'œuvre sera admise et pratiquée usuellement dans les épidémies postérieures.

15. — Les médecins à esprit généreux et judicieux n'y mettront pas obstacle.

16. — Le temps manquera souvent au médecin pour donner à l'avance, à ses clients, les renseignements utiles avec détails suffisants sur ce que ces derniers auront à faire au premier moment et avant son arrivée près d'eux. Il doutera qu'ils puissent bien retenir dans leur mémoire, avec une précision suffisante, les détails qu'il lui serait possible quelquefois de leur donner à l'avance. Il redoutera les erreurs qu'une mémoire fautive pourrait leur faire commettre.

17. — En les autorisant à se servir des renseignements du livret de préservation contre le choléra, le médecin sentira que les erreurs grossières et nuisibles seront évitées facilement, et que des moyens assez profitables seront employés avec assez de pré-

cision avant son arrivée. Il verra que les chances pour éviter que l'indisposition se transforme en choléra seront plus grandes. Il comprendra que, arrivant ensuite près de la personne indisposée, il aura plus de chances de la trouver moins fortement malade et de pouvoir la conserver, et même la guérir du choléra s'il se prononçait malgré tout. L'addition de quelques conseils à l'avance, ajoutés à ceux du livret, lui sera plus facile que de longs détails, et ce sera plus sûr pour ses clients. Ce sera plus avantageux et plus satisfaisant pour le médecin, aussi bien que pour les personnes auxquelles il parlera ainsi.

18. — Nous répétons que c'est pour les premiers moments des indispositions seulement que les renseignements du livret peuvent remplacer à demi les avis du médecin qu'on n'a pas pu avoir encore.

19. — Les renseignements du livret ne peuvent avoir qu'une utilité assez restreinte, si la crise de l'indisposition se prolonge et surtout devient un peu forte. Ils auront cependant encore alors une certaine utilité ; ils retiendront et modéreront le mal, si le médecin ne peut arriver que tardivement près de la personne malade.

20. — En admettant que l'on vît quelques personnes arrêter l'indisposition avec les renseignements du livret seulement, sans que le médecin eût pu être consulté, il est certain que les chances fâcheuses seraient beaucoup plus grandes pour une rechute, en général, si le médecin ne dirigeait pas la suite du traitement et la manière de faire dans la convalescence, d'après les dispositions de la personne malade. Après quelques heures, et même un jour ou deux de guérison apparente, les crises fortes et dangereuses pourraient se déclarer fort souvent. On évitera cette chance mauvaise bien plus sûrement en consultant le médecin toujours, quelque grande que soit l'apparence du mieux après les premiers moments et les premiers moyens employés.

21. — Je crois devoir prier les lecteurs de ne pas trop blâmer les répétitions d'idées qu'ils trouveront reproduites en divers passages. Ces répétitions frapperont mieux l'esprit de diverses personnes et leur donneront mieux la conviction de l'utilité réelle de ces renseignements. Aussi n'ai-je pas beaucoup tenu à faire disparaître ces répétitions.

UN AVERTISSEMENT EXISTE PRESQUE TOUJOURS.

22. — Le choléra ne prend une personne, le plus

souvent qu'après une indisposition légère ou forte,
éprouvée par cette personne un peu à l'avance. C'est
un point capital pour pouvoir se préserver. C'est
bon à dire et à répéter.

23. — La connaissance de ce fait est d'une impor-
-tance tout à fait grande. On sait ainsi que l'on sera
averti de se mettre aux précautions majeures, d'user
de moyens puissants que l'expérience a montré être
très-efficaces pour préserver du choléra.

24. — Un fait très-important aussi c'est que, si
le choléra survenait ensuite, malgré que l'on eût
pris ces précautions majeures et que l'on eût employé les bons moyens sans retard contre l'indisposition préalable, les chances seraient très-grandes
pour qu'il fût modéré et qu'il pût être arrêté et
güéri, en raison du traitement fait à l'avance, aux
premiers moments de l'indisposition.

NATURE ET FORMES DE L'INDISPOSITION
AVERTISSANTE.

25. — Cet état d'indisposition, qui expose à avoir
le choléra, est constitué de plusieurs manières.

26. — La diarrhée est la forme la plus fréquente
de l'indisposition exposant au choléra. Il est assez

rare qu'une personne atteinte du choléra se soit trouvée n'avoir pas eu la diarrhée un peu à l'avance, du moins dans la plupart des localités.

27. — La diarrhée est donc ce qui nous avertit le plus ordinairement que nous sommes devenus susceptibles d'avoir le choléra. C'est facile à reconnaître : c'est très-heureux par cela même. On saisit tout de suite le premier moment où il est recommandé de commencer sans aucun retard un traitement rigoureux, mais aussitôt, dès lors, très-préservatif.

28. — Les autres formes de l'indisposition avertissante, durant l'épidémie du choléra, consistent, d'une part, en fatigues du ventre sans diarrhées et, d'autre part, en fatigues nerveuses non habituelles récemment survenues, principalement vers la tête et aussi vers les membres. Cela est assez rare, mais se rencontre cependant chez un petit nombre de personnes. Ces autres formes seront décrites plus loin avec détails.

DIARRHÉE AVERTISSANTE.

29. — La diarrhée et son traitement, dès que l'on éprouve une évacuation demi-liquide par bas, sont l'affaire principale des personnes soigneuses de se

préserver du choléra, en consultant assez vite le médecin.

30. — Cette diarrhée existe depuis plusieurs jours déjà, assez souvent, chez les personnes qui sont prises du choléra. Elles auraient eu alors grandement le temps de se préserver de ce choléra, en général, si elles avaient fait le traitement assez vite et assez bien. Le succès manque rarement alors.

31. — Chez d'autres personnes, la diarrhée n'a commencé à paraître qu'un petit nombre d'heures avant le développement de la crise du choléra. Elles auraient eu alors encore de bonnes chances de se préserver, en agissant, dès le premier instant de la diarrhée, comme il le faut. La crise de choléra, si elle s'était développée malgré cela ensuite, aurait été généralement légère et guérissable.

32. — D'autres personnes, en petit nombre, n'ont éprouvé un commencement de diarrhée qu'un ou deux quarts d'heure avant que le choléra se soit développé. Alors même, ces personnes auraient eu des chances assez bonnes, non pas d'empêcher le commencement du choléra, mais d'empêcher qu'il devînt fort, si elles avaient pris les premiers remèdes de une à cinq minutes après la première évacuation demi-liquide, comme on devrait toujours le faire,

autant que possible, et employé les autres précautions qui seront enseignées. Elles auraient pu réussir à faire qu'il ne devînt pas trop violent, trop excessif, et qu'il pût être guéri.

33. — On ne peut guère reconnaître par aucun signe, au commencement de la diarrhée, si le choléra n'est pas en disposition de venir promptement. En tous cas, ignorant ce qui va se produire, commencez sans retard aucun à employer les moyens recommandés par le livret, ou bien par le médecin, pour arrêter la diarrhée et vous préserver. Commencez à faire cela de une à cinq minutes après la première évacuation demi-liquide par bas, autant que possible. Soyez prêt d'avance à pouvoir le faire sans aucun retard et muni de tout ce qu'il vous faut. Si vous n'avez pas négligé de prendre vos dispositions d'avance pour cela, vous le pourrez. Hâtez-vous, du moins autant que possible, de mettre à exécution tout ce qui est recommandé par le livret ou par le médecin.

PREMIER MOMENT POUR COMMENCER A FAIRE USAGE DES REMÈDES CONTRE LA DIARRHÉE.

34. — Dès que vous rendrez un peu de matière demi-liquide en allant à la selle, durant l'épidémie de

choléra, quand bien même vous douteriez si c'est réellement un commencement de diarrhée, prenez immédiatement une première dose des remèdes.

35. — Un doute suffit pour prendre cette première dose, parce qu'une dose en un jour ne peut pas vous être nuisible, quand bien même il y aurait eu erreur et que la diarrhée ne se développerait pas. Si elle continue ensuite et s'établit, il vaudra mieux avoir commencé les remèdes ainsi au premier soupçon.

36. — Être muni d'avance de ces remèdes est d'une importance majeure, pour pouvoir faire ainsi ; c'est bon à répéter. Procurez-vous-les du moins promptement alors, si vous avez négligé de vous en munir à l'avance.

37. — Quand vous sortirez, mettez dans votre poche une petite provision de ces remèdes, ou assurez-vous qu'elle y est déjà à demeure, ce qui sera plus sûr. Vous pourrez prendre hors de chez vous les premières doses des remèdes si la diarrhée vient à commencer.

38. — Un ami, une connaissance, qui sera prise d'un commencement de diarrhée là où vous serez, et qui n'aura pas sa provision de remèdes, profitera de

ceux que vous aurez sur vous. Vous préserverez les autres comme vous-même.

39. — Vous remplacerez ce que vous aurez employé en faisant une nouvelle provision chez le pharmacien.

PREMIÈRE ESPÈCE DES REMÈDES CONTRE
LA DIARRHÉE.

40. — Parmi les remèdes utiles, voici ceux qui me paraissent convenir le mieux pour être enseignés à tout le monde en général comme préférables, afin d'être gardés en provision et d'être mis en usage, avant la consultation du médecin, quelques minutes après le commencement de la diarrhée.

41. — Ce sont des paquets de poudres de deux espèces, blanches et brunes ou rougeâtres.

42. — Les paquets de poudre blanche sont du bismuth, ou, pour mieux dire, une composition de bismuth, appelée en pharmacie sous-azotate de bismuth, et aussi sous-nitrate de bismuth. Chaque paquet sera d'un gramme en poids.

43. — Les paquets de poudre brune ou rougeâtre

sont ce qu'on appelle, en pharmacie, du cachou. Chaque paquet sera d'un cinquième de gramme, ce qui correspond à 20 centigrammes.

44. — Le pharmacien est prié de donner la provision suivante pour une personne :

Pr. Sous-azotate de bismuth en poudre fine, 5 grammes, divisés en cinq paquets égaux.

Pr. Cachou, du Bengale préférablement, 1 gr., divisé en cinq paquets de poudre fine.

45. — Portez ce livret au pharmacien pour qu'il vérifie cette note, afin de vous donner cette provision ainsi faite.

46. — Si quelque cause l'empêchait de vous livrer cela sans l'ordonnance d'un médecin, allez trouver le vôtre à l'avance et sans être indisposé, et priez-le de vous donner l'ordonnance de ces paquets de poudre, afin que le pharmacien vous livre cette provision.

47. — Vous expliquerez au médecin que vous pourrez l'attendre avec moins d'impatience, la nuit ou le jour, lorsque vous l'enverrez demander pour un commencement de diarrhée, si celle-ci survient.

En faisant usage de ces paquets de poudre, vous serez moins pressé et moins inquiet.

48. — Vous lui direz qu'en lisant à nouveau, dans le livret de préservation, la manière de faire usage de ces paquets, ou vous la faisant relire, vous ne pourrez pas les prendre mal à propos, et que vous serez moins impatient si son arrivée est retardée. Il vous donnera aussi en même temps peut-être l'ordonnance du remède liquide du livret dont il sera question plus loin, si vous l'en priez, en voyant dans le livret les attentions prises pour que vous n'en usiez qu'avec des règles bien précises et prudentes.

49. — Ne manquez pas de vous y prendre à l'avance, et sans être indisposé, pour demander cette provision au pharmacien. Vous l'aurez alors, la nuit aussi bien que le jour, à votre disposition, pour le premier instant où la diarrhée surviendrait.

50. — Ces paquets de poudres se conserveront très-longtemps bons pour combattre la diarrhée. S'ils se durcissent un peu avec le temps, il sera bon d'écraser les grains de chaque paquet avec la lame d'un couteau sur le dos d'un assiette avant de s'en servir; enfermez-les bien, pour les garder, dans une bonne boîte ou un flacon spécial.

51. — Si vous n'avez pas ces paquets de poudres au moment où commencera la diarrhée, hâtez-vous de les faire demander au pharmacien sans aucun retard.

PREMIÈRE DOSE DES PAQUETS DE POUDRES.

52. — **Pour la première dose** de ces paquets de poudres, vous prendrez un paquet blanc de bismuth et un paquet brun de cachou, l'un après l'autre.

53. — Il faudra délayer chaque paquet dans un peu d'eau pure, sucrée préférablement, remuer et boire. Il n'y a pas d'inconvénient à réunir un paquet blanc de bismuth à un paquet brun de cachou, à les délayer dans la même eau, et à les boire ainsi mêlés, si l'on préfère cela. Il est bon de remuer le mélange, pour qu'il ne reste pas de poudre au fond du verre ou de la cuiller. Ajoutez un peu de liquide ensuite pour délayer ce qui restera, et buvez-le.

54. — L'eau froide peut servir pour ce mélange, mais si l'on a un peu chaud, l'eau tiède est préférable, ou bien l'infusion de menthe ou autre. On doit boire quelques gorgées des mêmes liquides purs immédiatement après.

55. — Hors de chez vous, ne manquez pas non plus de prendre la première dose des paquets de poudres, si une première évacuation demi-liquide survient, comme aussi pour les suivantes, et cela sans aucun retard.

56. — Demandez sans hésitation un peu d'eau et un verre ou une cuiller, n'importe où vous serez, pour prendre une dose des poudres que vous aurez sur vous. Si vous ne les avez pas, allez chez un pharmacien immédiatement, et demandez-lui une de ces doses toute préparée pour la boire promptement.

56 *bis*. — A la campagne, loin de toute maison, si vous y êtes, ne craignez pas de prendre un peu d'eau, n'importe où vous la trouverez, pour y délayer les paquets et les boire. C'est faisable ; pensez-y.

57. — Il est bon de dire que le vin pur ou mêlé d'eau peut servir à cela, ainsi que la bière, l'eau mêlée d'eau-de-vie ou de rhum faiblement, même du bouillon ou boisson quelconque, suivant les goûts.

58. — Après cette première dose, il convient d'attendre que l'on ait eu ensuite deux autres évacuations

diarrhéiques sans prendre la deuxième dose. Dès qu'elles se seront produites, on la prendra de la même manière que la première, avec un paquet blanc de bismuth et un paquet brun de cachou.

59. — Il sera bien de laisser passer ensuite quatre évacuations diarrhéiques nouvelles sans prendre la troisième dose semblable ; on la prendra seulement après la quatrième évacuation nouvelle.

60. — On attendra encore qu'il se soit produit quatre évacuations renouvelées, et l'on prendra ensuite la quatrième dose.

61. — Pour la cinquième dose enfin, qui serait la dernière, avant la consultation du médecin, on laissera passer aussi quatre autres évacuations par bas ; et l'on prendra cette cinquième dose seulement après la quatrième évacuation nouvelle.

62. — On ne risquera pas de prendre trop de ces poudres en mettant ainsi entre les prises de ces doses l'intervalle de quatre évacuations nouvelles.

63. — Dès que le médecin aura pu vous donner sa consultation, vous devrez suspendre tout cela, à moins qu'il vous dise de continuer. Ce qu'il vous prescrira sera plus approprié à votre situation du moment.

64. — Ces cinq doses de bismuth et de cachou auront paru quelquefois ne produire que peu d'effet. Mais leur action ne sera pas perdue pour les heures suivantes. Les ordonnances du médecin réussiront plus facilement ensuite à arrêter la maladie que si la diarrhée avait marché jusques à sa consultation sans que ces doses des paquets de poudres eussent été prises.

65. — Ne prenez pas plus que ces cinq doses avant d'avoir pu recevoir la consultation du médecin. Vous pouvez vous trouver dans le cas où une quantité plus grande de ces poudres produit des inconvénients, sans qu'il vous soit possible d'en juger. Le médecin seul peut apprécier si la personne malade peut en prendre davantage utilement, et sans que les inconvénients l'emportent sur l'avantage, lorsque la diarrhée continue.

SOINS ET MOYENS DIVERS

66. — Sortir de chez soi lorsque la diarrhée a commencé, ou ne pas y rentrer promptement si l'on est dehors déjà, quelque légère qu'elle soit au début, est une imprudence. L'aggravation n'en résulte pas toujours, mais elle est bien plus fréquente alors que si l'on rentre chez soi pour compléter le traitement.

67. — S'il vous était impossible de rentrer chez vous, arrangez-vous au moins de manière à prendre les remèdes n'importe où vous serez.

68. — En ce cas faites en sorte d'avoir des vêtements sensiblement plus chauds que ceux portés habituellement dans ce moment de l'année, si vous restez dehors une partie du temps.

69. — Si vous êtes loin de chez vous, n'hésitez pas à entrer dans un hôpital, même une auberge ou un hôtel, pour vous y caser momentanément et vous arranger de manière à pouvoir compléter le traitement.

70. — Ne soyez ni négligent, ni trop confiant. Bien des personnes vous diront peut-être qu'elles n'ont fait aucun traitement, ou très-peu de chose, en ayant la diarrhée, durant l'épidémie du choléra, et qu'elles n'ont pas été prises cependant de la crise cholérique. Cela dépend de dispositions personnelles, heureuses, que l'on ne peut compter avoir soi-même. Rien ne peut vous apprendre si vous vous trouvez avoir la force de résistance naturelle nécessaire. Les plus robustes ne l'ont pas eue et ont été pris. Elle a pu exister une fois chez une personne, et une autre fois elle a fait défaut.

71. — Pourquoi resteriez-vous exposé à la grâce du hasard, sans précautions, s'il vous est possible d'en prendre ?

71 *bis*. — Ces exemples de personnes qui n'ont pas pris de précautions et qui n'ont pas été atteintes du choléra, contribuent à augmenter beaucoup le nombre des personnes qui en meurent. Plusieurs des victimes auraient pris des précautions plus complètes, et suffisantes pour les préserver, si l'entraînement de ces exemples ne les leur avait pas fait négliger. Notez bien cela dans votre esprit, et que ce souvenir toujours présent vous évite d'être entraîné de même.

72. — Restez donc chez vous, autant que possible, ou bien dans une maison propice pour faire le traitement, quelque légère que soit la diarrhée.

73. — Il vaudrait mieux se mettre au lit, le traitement réussirait bien plus sûrement. Mais si vous en êtes trop empêché, arrangez-vous au moins, en restant levé et dedans, de manière à être à l'abri des courants d'air, et chaudement vêtu. Faites en sorte de suer dans cette situation, alors même que vous auriez une occupation pressante. Prenez des vêtements plus chauds que ceux de la saison, ajoutez-y

même quelque manteau ou couverture, par dessus les vêtements, afin que la sueur vienne plus facilement.

74. — Vous boirez des infusions chaudes abondantes pour exciter la sueur à se produire, choisissez-les à vôtre goût. Cependant, l'infusion de menthe ou de sauge, celle de camomille ou de mélisse, ou bien le thé, conviennent particulièrement. La tisane de riz, ou bien de gomme, sera prise avec utilité aussi, par moments.

75. — La sueur obtenue est d'une importance majeure. Elle contribue à mettre à l'abri de la venue du choléra presque complétement.

76. — Éviter ensuite que la sueur puisse se refroidir rapidement importe beaucoup. Si l'on est hors du lit surtout, il faut bien songer à cette nécessité et se garantir avec soin de tout refroidissement.

77. — Si l'on n'a pas déjà une pièce de laine sur le ventre, il importe de la placer dès le début du traitement, si surtout on reste debout.

78. — Avant la sueur, un bain de jambes, modérément chaud, sera utile, mais seulement s'il y a quatre à cinq heures écoulées depuis que l'on aura

mangé. Une poignée de farine de moutarde y sera mise utilement, ou bien, à son défaut, une poignée de sel ordinaire, ou même de la cendre, ou enfin du savon râpé.

79. — En se mettant au lit pour faire le traitement, on augmentera notablement les chances de se préserver du choléra. Les probabilités que la diarrhée s'arrête promptement seront plus grandes. La sueur se produira plus facilement au lit en buvant des boissons chaudes abondantes. On aura disposé des couvertures épaisses sur le lit, on chauffera le lit de diverses manières pour faciliter la venue de la sueur.

80. — Pour chauffer le lit, mettez autour de la personne malade, aux pieds, et des deux côtés des jambes et du reste du corps, jusqu'aux aisselles, des objets chauds. Employez d'abord ce qui sera le plus vite prêt, par exemple des paquets de grands linges remplis de cendres chaudes, bien fermés, doublés d'autres linges, pour que la cendre ne passe pas au travers. Faites chauffer du sable dans de petites terrines devant le feu, en les tournant souvent, servez-vous-en ensuite pour remplacer les paquets de cendres chaudes, dans d'autres linges fermés. Du son, chauffé dans des vases divers, peut servir de la même

manière. Des bouteilles remplies d'eau un peu chaude, mais modérément, placées le long des pieds, des jambes et du corps produisent le même effet. Mais elles peuvent éclater, et mouiller le lit, grave inconvénient. Si l'eau est très-peu chaude d'abord, le verre s'habitue à cette chaleur. Mettez-en un bon nombre, pour chauffer passablement le lit, puis on peut retirer chaque bouteille successivement et la replacer après y avoir mis une eau plus chaude, mais modérément. On peut renouveler cette opération si la sueur ne vient pas facilement; chaque bouteille doit être entourée d'un grand linge.

81. — Quand la sueur sera suffisamment sensible, diminuer ces moyens de chauffer le lit. Retirer graduellement les paquets chauds et les bouteilles, si la sueur commence à être très-sensible. Diminuer l'épaisseur des couvertures. Ne plus donner que très-peu de boissons chaudes. Une sueur modérée et diminuant graduellement sera suffisante.

82. — On doit prendre des précautions notables pour ne pas la laisser refroidir, particulièrement lorsque la personne malade va à la selle; évitez autant que possible qu'elle se lève pour cela, et même qu'elle se découvre.

83. — Un vase plat glissé sous le dos de la per-

sonne malade pour qu'elle s'évacue, en écartant à peine un instant les couvertures, est ce qui convient le plus.

84. — Si vous n'en avez pas au premier moment, essayez le moyen suivant : il a réussi à d'autres. Glissez le bord d'une cuvette entre les jambes de la personne malade, sans la découvrir. Faites avancer le bord un peu en arrière du fondement. Elle peut aller à la selle ainsi sans salir le lit, et uriner aussi. Des linges mobiles épais, placés d'avance, préservent le lit d'ailleurs, et peuvent être retirés l'un après l'autre ensuite. Songez à cela ; c'est praticable.

85. — Une assiette profonde peut même remplacer la cuvette, si celle-ci fait défaut. Vous pouvez agir ainsi en ne découvrant la personne malade qu'à peine et un instant très-court ; faites-y bien attention.

86. — Le refroidissement si nuisible, et qui n'arrive que trop facilement dans cette situation, est ainsi évité.

87. — On ajouterait ce qui suit, si la diarrhée était très-forte, et même si une diarrhée modérée se

prolongeait, sans que le médecin eût pu arriver encore.

88. — Des frictions prolongées, sur les membres surtout, et même sur le milieu du corps, seraient faites à la personne malade, très-utilement, par une autre personne. Ce serait avec la main, enveloppée d'une étoffe de laine préférablement, attachée au poignet, qu'elles seraient exécutées.

89. — Il serait fort utile de verser sur l'étoffe les substances suivantes : l'eau-de-vie et surtout l'esprit de vin, appelé trois-six ou alcool. Il vaudrait mieux qu'ils fussent camphrés.

90. — Le refroidissement doit être évité avec soin pendant ces frictions; les couvertures ne doivent pas être écartées, prenez bien garde à cela ; ce serait principalement avant la sueur que ces frictions seraient bien utiles.

91. — Des sinapismes sur le ventre, en divers points, successivement, et aussi sur les jambes et les bras, seraient appliqués avantageusement, on les laisserait un quart d'heure, et même plus, sur chaque point, si la personne malade les supportait passablement ; on les transporterait ensuite sur d'autres points.

92. — Un bain chaud, dans une baignoire, serait utile, si la diarrhée persévérait avec violence, et surtout si la personne malade était un peu refroidie, au cas du moins où la sueur chaude ne se produirait pas.

93. — Si la baignoire manquait, une cuve quelconque, un petit tonneau défoncé par un bout, pourraient servir à remplacer la baignoire, pour donner le bain ; pensez-y.

94. — Une livre ou demi-kilo de farine de moutarde délayée dans un bain, serait utile, en cas de diarrhée forte, surtout s'il y avait un peu de refroidissement du corps de la personne malade.

95. — Si ce refroidissement était très-sensible, ce serait un kilogramme de farine de moutarde, — autrement dit deux livres, — qui conviendrait pour un bain de grandeur ordinaire.

96. — La chaleur du bain devrait être assez modérée, si le refroidissement n'existait pas chez la personne malade. S'il existait, cette chaleur devrait être un peu plus prononcée, mais pas trop, cependant. Ajoutez de l'eau froide au bain graduellement, s'il a été rendu trop chaud d'abord.

97. — La durée du bain serait réduite à un quart d'heure ou à une demi-heure, s'il y avait de la farine de moutarde; à moins que la personne malade le supportât assez bien.

98. — Si les évacuations par bas reviennent pendant le bain, on doit y rester tout autant, en s'évacuant dans le bain.

99. — A la sortie du bain, on étendrait la personne malade sur des linges chauffés, placés sur un matelas, un tapis, ou bien un lit de camp, point froid. Ces linges seraient repliés sur le corps rapidement, pour le sécher. D'autres linges chauds seraient ensuite glissés sous les premiers, rapidement aussi, pour essuyer mieux, en évitant d'exposer le corps à l'air, surtout si le temps était frais. Un lit tiède, et même chauffé d'avance, si la fraîcheur existait un peu, recevrait la personne malade, transportée avec précaution, enveloppée d'objets chauds convenablement.

100. — Ce chauffage du lit aurait été fait par les procédés ordinaires des ménages, celui de la bassinoire, ou du moine, par exemple. Les moyens déjà décrits pour chauffer le lit de chaque côté de la per - sonne malade pourraient servir aussi, en les plaçant dans la totalité du lit, vers la ligne du milieu, au

noment de l'entrée au bain. Tout cela aurait été réparé à l'avance. On les maintiendrait sur les côtés du corps, après la rentrée au lit. Les couvertures seraient doublées au premier moment, sauf à les diminuer ensuite un peu, et graduellement. Des boissons chaudes, déjà désignées, seraient données alors pour exciter la sueur à venir.

VOMISSEMENTS COMPLIQUANT LA DIARRHÉE.

101. — Les vomissements s'ajoutent à la diarrhée, bien souvent, avant que le médecin ait pu arriver. Ils devancent quelquefois la diarrhée.

102. — Les paquets de poudre blanche de bismuth et de poudre brune de cachou doivent être donnés, quoique rejetés souvent.

103. — Si les vomissements se répètent, faites ce qui suit, en attendant le médecin. Sur le creux de l'estomac, mettez un sinapisme, laissé en place autant que la personne malade pourra le supporter. Sur le reste du ventre, mettez une brique chaude entourée de linges, en deux ou trois points, et, ce qui sera plus vite prêt, mettez-y plutôt de grands linges remplis de cendres assez chaudes, doublés

d'autres linges, comme aussi du son chauffé ou d[
sable chauffé.

104. — Les boissons chaudes seront suspendue
si les vomissements se répètent plusieurs fois. Deu
ou trois cuillerées d'eau froide, sucrée ou non, se
ront données à la personne malade, à chaque instan[
Si vous avez de la glace, vous en couperez de petit
morceaux que vous lui mettrez dans la bouche successivement, en lui disant d'avaler le morceau dè
qu'il est devenu poli et glissant. Répétez cela à tou
instant si les vomissements sont multipliés.

105. — Une cuillerée à café de sirop d'éther don
née tous les quarts d'heure, serait convenable. L'é
ther pur à la dose de huit à dix gouttes, versée
dans un peu d'eau sucrée, remplacerait chaqu
cuillerée à café de sirop d'éther ordinaire à peu près

106. — Tout cela aurait de l'utilité pour modére
l'augmentation de la maladie si elle ne s'arrêtait pa[
jusques à l'arrivée du médecin.

CRAMPES COMPLIQUANT LA DIARRHÉE.

107. — Les crampes s'ajoutent souvent à la diar
rhée, comme aux vomissements. Elles consistent e[

un durcissement douloureux des chairs dans un ou plusieurs points des membres, ou du milieu du corps, quelquefois durant un instant, court ou long. Il y a contraction de ces chairs qui se durcissent par suite. Ce durcissement disparaît et revient, en changeant de place souvent.

108. — En attendant l'arrivée du médecin, combattez ces crampes ainsi qu'il suit. Faites des frictions douces, rarement fortes, sur les points où existent ces durcissements douloureux, avec une pièce de laine, douce plutôt que dure, enveloppant la main et attachée au poignet. L'eau-de-vie, ou plutôt l'esprit-de-vin, et surtout camphrés, versés sur la laine, seront utiles pour ces frictions.

109. — De la glace pilée et enfermée dans un linge, si l'on en possède, pourrait être placée utilement sur ces points de durcissements douloureux des crampes, et même servir à faire des frictions douces et même un peu fortes si ces durcissements douloureux sont persistants.

110. — Un sinapisme sur le durcissement douloureux des chairs, là où celui-ci se prolongera, sera utile. On doit laisser le sinapisme en place tant que la personne malade le supportera assez bien. On en

placera un autre successivement là où le durcissement douloureux se prononcera avec persistance.

111. — Tout cela paraît être fort utile avant l'arrivée du médecin ; mais ce sera bien mieux fait et
bien mieux réglé d'après l'état du malade par le
médecin lui-même. Songez, lorsqu'il sera venu près
de la personne malade, à vous faire expliquer la
marche à suivre après son départ, suivant les chan-
gements qui pourront se produire chez elle avant
son retour. Cela est assez important, car ces chan-
gements sont fort souvent assez rapides.

112. — Tout cela constitue une forte cholérine.
Il peut être utile d'expliquer que la cholérine existe
dès que les liquides rendus par bas sont clairs
comme de l'eau ou tisane de riz, mêlée de petits
grains ou grumeaux blanchâtres.

113. — Mais la diarrhée, sans ces caractères, doit
être traitée, dès le commencement, comme si cela
existait déjà.

114. — Il sera utile de recueillir l'urine rendue
par la personne atteinte de diarrhée, durant l'épidé-

mie de choléra, dans un vase différent de celui où
elle ira à la selle, autant que faire se pourra. Vous
la montrerez au médecin dès sa première visite.

115. — Il sera très-utile que vous en ayez fait
bouillir promptement une partie dans une petite
cafetière placée devant le feu, que vous montrerez
ensuite au médecin. Si elle devient blanche en bouillant comme de l'eau dans laquelle on aurait délayé
du blanc d'œuf intimement, cela indique une nécessité plus grande de rendre le traitement un peu
plus actif et plus rigoureux, alors même que la
diarrhée serait encore très-légère.

RÉGIME.

116. — Si la diarrhée est forte, la diète absolue est
nécessaire. Si elle est modérée, la diète est encore
de toute prudence tant que la consultation du médecin n'aura pas été reçue. Avec une diarrhée légère
il sera préférable également d'observer la diète en-
tièrement jusqu'à la consultation du médecin qui
pourra apprécier s'il est à propos de donner quelque
substance nourrissante légère. — S'il est impossible
d'avoir cette consultation, faites durer cette diète
absolue autant que le malade pourra la supporter.
Ensuite, bornez-vous à donner les substances les

plus légères. Du bouillon pur, d'abord, peut-être essayé, et ensuite un léger potage avec du tapioca ou farine de riz bien cuite dans du bouillon, et plus tard avec du vermicelle ou bien peu de pain. Du chocolat à l'eau pourra être essayé ensuite sans pain, et plus tard avec un peu de pain.

117. — Lorsque la diarrhée serait bien arrêtée depuis quarante-huit heures, on ajouterait quelques aliments légers, comme des œufs à la coque ou au plat très-peu cuits, et ensuite du poisson ou de la viande en quantité minime, plutôt que des légumes. Pour ces derniers, quand on en prendrait forcément, ce serait plutôt des purées de pois, fèves, lentilles et même haricots, purées passées au travers d'un tamis très-fin. Soyez très-modéré et très-retenu tant que vous n'aurez pas reçu la consultation du médecin. On se trompe si souvent en jugeant personnellement ce que l'on peut supporter d'aliments dans les maladies et dans les convalescences, et les rechutes graves arrivent si souvent, que l'on doit se tenir bien en garde sur ce que l'on croit sentir soi-même être en état de supporter.

118. — Il en sera de même pour le vin. Mêlez-y beaucoup d'eau pendant la convalescence, tant que le médecin n'aura pas vérifié que votre état vous

permet ou vous rend préférable d'en prendre davantage.

119. — Le repos au lit devra être prolongé après une diarrhée forte, tant que le médecin ne pourra pas venir vérifier que pour vous, et d'après votre état, ce n'est pas nécessaire. Après une diarrhée légère, ce serait encore plus sûr pendant deux ou trois jours, bien que moins indispensable. Ensuite, on devra se tenir à l'abri des courants d'air avec grande attention, pour que la rechute ne revienne pas trop facilement avec ses inconvénients divers.

DES LAVEMENTS.

120. — Nous avons enseigné d'abord ce que l'on doit faire, sans parler des lavements, que bien des personnes ne savent pas prendre.

121. — Cependant, les lavements, ajoutés à ce qui précède, augmentent d'un bon degré les chances d'arrêter la diarrhée et de préserver du choléra. Faites en sorte de les prendre dès que la diarrhée sera bien sensible, après deux ou trois évacuations demi-liquides environ.

122. — Pour composer ces lavements, le mieux

sera, si vous avez un flacon du remède liquide du livret dont il sera question plus loin, de mettre dans un premier lavement deux cuillerées à café de ce remède, et autant ensuite dans un second.

123. — De l'eau pure, tiède plutôt que froide, dont la quantité pourrait être de douze cuillerées à soupe et moins, préférablement, six cuillerées et moins encore, afin que le lavement puisse être retenu avec moins de difficulté un certain temps ; cette eau pure sera mêlée avec les deux cuillerées à café du remède liquide, pour former ce lavement.

124. — Il sera utile, mais non indispensable, que cette eau soit mêlée d'avance avec de l'amidon en poudre fine, ou bien avec de l'amidon en grains bien écrasé.

125. — Si l'on ne peut avoir un flacon du remède liquide du livret, et que l'on ait une tête de pavot, on la fera bouillir, après l'avoir brisée, dans une petite cafetière d'eau, un quart d'heure au moins et plutôt davantage. Cette cafetière d'eau ensuite sera coulée et partagée en deux lavements. La moitié donc sera employée pour un lavement; on fera bien aussi de délayer dans cette eau, après l'avoir passée à travers un linge, un peu d'amidon.

126. — Si vous n'avez pas de tête de pavot, pas plus que de flacon du remède liquide aux premiers moments, le lavement sera un peu utile encore avec de l'amidon seulement.

127. — Quelle que soit sa composition, le lavement sera pris le plus tôt possible. On attendra ensuite que quatre évacuations nouvelles aient eu lieu pour en prendre un second.

128. — Après les deux premiers lavements, ce sera seulement avec de l'amidon que l'on en prendra d'autres, jusqu'à la consultation du médecin, qui appréciera si l'état de la personne malade rendrait utile, et point nuisible en particulier, d'en prendre d'autres semblables aux premiers.

129. — Il sera bien de savoir se donner le lavement soi-même aux premiers moments, si l'on n'a pas d'aide sachant vous le donner. Il faut s'être muni d'une seringue ou autre instrument qui permette cela, et qui cependant ensuite permette également qu'une autre personne puisse vous le donner. On doit s'étendre tout de suite après et rester immobile, pour le garder le plus longtemps possible. On le garde bien plus facilement en se le faisant donner par une autre personne pendant que l'on est étendu

de côté sur le bord du lit, et en ne remuant pas du tout, ou à peine, après l'avoir reçu. Ne manquez pas de placer d'avance sous le fondement des linges mobiles épais. Vous réussirez mieux à le garder et à faire des efforts suffisants pour cela, parce que vous ne craindrez pas de salir le lit.

130. — Si vous n'avez pas la commodité de vous étendre sur un lit pour cela, songez à vous arranger un lit de camp par terre, avec des linges, un tapis, ou autre chose.

131. — Avant de prendre les lavements composés avec deux cuillerées à café du remède liquide, ou bien une moitié de tête de pavot, il est utile de prendre un lavement avec un peu d'eau tiède, que l'on rend sans chercher à le retenir. On retient moins difficilement ensuite le lavement composé, que l'on prend bientôt après. Son effet est plus utile.

132. — Il est nécessaire de ne pas trop s'exposer à l'air en faisant tout cela. Songez à y prendre garde. Le refroidissement peut être fort nuisible.

133. — Ne négligez pas en bonne santé de disposer toutes choses de manière que, la nuit aussi bien que le jour, tout cela soit prêt rapidement en cas de besoin. Renseignez-vous à l'avance exactement avec

les personnes capables et expérimentées pour tous
ces détails.

134. — Faites en sorte aussi d'avance de vous as-
surer qu'une personne expérimentée pourra venir
vous aider promptement au moment du besoin.
C'est important.

135. — Assurez-vous que votre seringue, ou instrument à lavement, pourra marcher comme il faut.
Arrangez-la d'avance ou faites-la réparer prompte
ment, si elle marche mal.

136. — Vous vous trouverez bien de prendre un
petit lavement de temps à autre, sans être dérangé.
Essayez-le avec de l'eau tiède pure, ou même froide,
en petite quantité. Vous chercherez à le garder un
certain temps, ou même complétement. Vous saurez
mieux user des lavements ensuite, alors que ce sera
très-important.

137. — Ne négligez pas d'acheter une seringue ou
instrument à lavement d'avance, si vous n'en avez
pas. Vous ne pourriez pas vous procurer cela assez
promptement, la nuit surtout, au moment du besoin
pressant. Profitez de cet achat pour vous faire
donner par le marchand tous renseignements utiles,
surtout pour savoir vous-même remettre en état

cet instrument, s'il se trouve légèrement dérangé dans le jeu de ses pièces au moment d'en faire usage. Ces attentions ont une valeur réelle.

138. — Demandez l'un de ces instruments les moins susceptibles de se déranger, et surtout pouvant servir à de très-petits lavements de deux ou trois cuillerées à soupe de liquide, et permettre de les prendre tout seul soi-même, comme à les donner à une autre personne immobile, étendue au lit.

REMÈDE LIQUIDE CONTRE LA DIARRHÉE, DU LIVRET DE PRÉSERVATION CONTRE LE CHOLÉRA.

139. — Ce remède a généralement, sauf des exceptions, une efficacité supérieure contre la diarrhée au début, si du moins elle ne se trouve pas trop violente, et contribue beaucoup, par cela même, à préserver du choléra. La grande majorité des médecins l'ont employé au commencement de la diarrhée pendant l'épidémie, ou du moins ont donné une composition analogue, pour la modérer et prémunir contre le choléra. Ils emploient aussi d'autres compositions en bien des cas. En attendant la consultation du médecin, ce sera un moyen profitable en tous cas, beaucoup pour les uns et passablement pour les autres,

généralement même et très-notablement plus que l'emploi des paquets de poudres.

140. — Si l'on en fait usage dès le premier moment que la diarrhée viendra de commencer, aussitôt que possible du moins, l'action de ce remède sera tout à fait supérieure dans la majorité des cas, et les chances de modérer la disposition maladive, de préserver du choléra, seront plus grandes.

141. — Par divers motifs, nous le mettons à part des autres enseignements déjà donnés dans le livret.

142. — Il est plus sujet que les autres remèdes à produire quelques inconvénients, de degrés différents, suivant les tempéraments et autres dispositions des malades, mais seulement si l'on en prend plus que ce qui va être expliqué dans les règles précises suivantes.

143. — En le plaçant à part des autres moyens, la nécessité de prendre des précautions spécialement soigneuses pour en faire usage, de mettre une exactitude assez complète à suivre les règles précises qui vont être enseignées, pour s'en servir, cette nécessité frappera l'esprit davantage.

144. — Il peut arriver, d'autre part, qu'il y ait des difficultés à se le procurer d'avance, et que l'on soit dans l'obligation de s'en passer, au premier moment, avant la consultation du médecin.

145. — Les autres moyens conseillés par le livret, pour combattre la diarrhée, doivent former un ensemble bien distinct et bien séparé, comme traitement à faire avant la consultation du médecin, pour le premier moment, présentant des chances d'efficacité déjà très-notables.

146. — Les inconvénients que ce remède liquide du livret pourrait produire sur quelques personnes plus sensibles que d'autres à son action, seraient à peine marqués, insignifiants, et disparaîtraient ensuite promptement, si l'on n'en avait pris que les doses modérées qui vont être enseignées avec précision. Si ces personnes, plus sensibles que d'autres à son action, par leur tempérament et autres dispositions intérieures, en prenaient modérément plus en une journée, que ce qui va être enseigné, ces inconvénients ne pourraient être que peu prononcés encore. Le médecin appelé, arrivant ensuite et bien renseigné sur la quantité de ce remède déjà employée, empêcherait, par ses ordonnances, ces inconvénients de devenir trop forts.

147. — Si, par erreur ou par inadvertance, la quantité de ce remède employée avait été sensiblement trop forte pour une personne, au cas où elle se trouverait du nombre de celles qui sont très-sensibles à son action, par ses dispositions intérieures, il pourrait survenir des inconvénients plus grands et que le médecin aurait ensuite plus de peine à arrêter.

148. — Nous recommandons avec insistance de ne prendre que les doses modérées enseignées plus loin, de faire une attention exacte à suivre les règles précises qui vont être données et de les exécuter assez bien, sans trop redouter cependant une erreur légère de quantité. Il semble qu'il ne sera pas difficile d'éviter ainsi une erreur trop sensible et surtout par trop grande.

149. — Il serait très-regrettable de ne pas se décider à mettre cet enseignement dans le livret, vu l'efficacité si grande qu'a ce remède pour préserver du choléra, le plus souvent, si l'on ne manque pas de le prendre quelques minutes après la première évacuation diarrhétique, et même un peu plus tard, au cas où l'on n'aurait pas pu le faire tout de suite. Il faut donc que l'on puisse savoir le faire avec la mesure convenable avant d'avoir pu consulter le médecin. Pourvu que l'on ait cette consultation un

certain temps après, les inconvénients du remède ne pourront être que légers et facilement réduits à presque rien, même chez les personnes qui se trouvent ne pas pouvoir le supporter aussi facilement que les autres. Si l'on est dans l'impossibilité d'avoir cette consultation ensuite, il sera bien rare que ces inconvénients se prolongent quelques jours, ou bien acquièrent une importance assez grande, alors même que la personne malade en aurait pris le double et le triple de ce qui va être enseigné par le livret. Il sera bien facile d'éviter cela avec la moindre attention. La grande majorité des personnes fortement atteintes de diarrhées extrêmement violentes durant les épidémies de choléra en a supporté quatre et cinq fois plus, le médecin dirigeant ce traitement et appréciant les dispositions de la personne malade. Il est vrai de dire que les dispositions des diverses personnes pour supporter l'action des fortes doses de ce remède sont extrêmement différentes.

150. — Faudrait-il priver tout le monde de cet enseignement si utile, parce qu'il peut arriver qu'une personne en prenne beaucoup plus que ce qui va être enseigné et expliqué avec précision dans ce livret, et se trouve ne pas pouvoir personnellement le supporter sans des inconvénients très-majeurs ?

151. — Il me semble préférable de sauver de la

maladie et de la mort par le choléra, un nombre considérable de personnes avec cet enseignement, en prévenant bien tout le monde des inconvénients sérieux que peut occasionner ce remède, si l'on en prend beaucoup plus que ce qui va être enseigné et bien expliqué.

152. — Jusqu'à la consultation du médecin, il est sans aucun danger réel de prendre ces doses modérées qui vont être expliquées, et nous pensons que c'est faire œuvre méritoire que de l'enseigner à tout le monde pour les premiers moments, où la diarrhée survient, la nuit ou le jour. Bien des personnes qui seraient mortes du choléra seront ainsi sauvées.

153. — Il me semble donc très-désirable que les pharmaciens veuillent bien livrer ce remède sans ordonnance de médecin, pour le premier moment de la diarrhée, et d'avance, en prévision. Il est à désirer aussi que personne n'y mette obstacle.

154. — S'il arrivait, cependant, que le pharmacien ne crût devoir vous le livrer sans ordonnance de médecin, cela peut se réparer, si vous n'avez pas attendu le moment du besoin pressant pour le demander. Allez trouver alors votre médecin et priez-le de vous faire une ordonnance pour que le phar-

macien vous livre le remède liquide du livret de préservation que vous lui montrerez.

155. — Vous lui expliquerez, avec plus de soin et d'insistance encore que pour les paquets de poudres, que vous saurez bien éviter d'en prendre trop, en suivant les règles tracées par le livret, et celles qu'il voudra bien vous enseigner également. Vous tâcherez de le convaincre que votre prudence vous mettra vous-même, et aussi les membres de votre famille, à l'abri de tout excès dans l'usage de ce remède. De plus, vous lui exprimerez bien la pensée que vous pourrez l'attendre bien plus patiemment lorsque vous l'enverrez chercher pour un commencement de diarrhée durant l'épidémie. Il y a lieu d'espérer qu'en lisant le livret et d'après vos assurances de prudence, il pensera pouvoir vous donner l'ordonnance du remède liquide du livret, comme celle des paquets de poudres.

156. — Il trouvera que, pouvant vous faire relire le livret au moment du besoin, ou le lire vous-même, vous userez de ce remède avec plus de sûreté que d'un autre qu'il vous enseignerait à prendre au besoin, mais seulement de vive voix, avec des renseignements qui peuvent être oubliés ou imparfaitement retenus.

157. — S'il trouvait cependant que d'autres compositions fussent préférables pour vos dispositions personnelles, il vous en donnerait l'ordonnance, en vous expliquant en détail la manière d'en faire usage au premier moment où la diarrhée surviendrait. Vous aurez cet avantage du moins par suite de votre démarche.

158. — S'il était sûr que vous vous rappelliez ces renseignements donnés par le médecin, à quelque intervalle éloigné que survînt la diarrhée, il vaudrait mieux que le remède eût été choisi par lui pour vos dispositions personnelles. Mais, si vous veniez à l'oublier, demandez-lui pour ce cas l'autorisatien de vous servir du remède liquide du livret, pour lequel vous auriez la faculté de relire les détails de son emploi à votre guise et au moment même d'en faire usage. Cela pourrait se faire encore avec une certaine utilité. Mais priez-le de vous en donner également ment l'autorisation écrite, afin que votre pharmacien ne vous le refuse pas.

159. — Pour cette ordonnance du remède liquide du livret, il pourrait vous indiquer quelques modifications légères à faire dans son usage relativement aux renseignements donnés par le livret, s'il le trouvait préférable, en vue de vos dispositions person-

nelles. Cela ne serait pas trop long ni trop difficile à fixer dans votre mémoire.

160. — Il agirait de même pour les paquets de poudres du livret, et aussi pour les divers moyens conseillés dans ce livret.

161. — Le médecin gagnera à tout cela l'avantage, pour lui comme pour vous, d'avoir plus de chances pour ne pas perdre son client et ami, dans une crise de choléra, d'avoir la satisfaction plus probable de le sauver, lorsqu'il sera appelé ensuite. Son clien ayant agi dès le premier moment de la diarrhée avec des moyens assez puissants pour ces premiers moments, avant celui où il pourrait voir la personne malade, cette action prompte aura retenu l'augmentation trop rapide du mal, et les chances de succès seront très-notables.

COMPOSITION DU REMÈDE LIQUIDE, DU LIVRET DE PRÉSERVATION, CONTRE LA DIARRHÉE.

Pr. Eau distillée de rose. . . . . . . 40 grammes.
Laudanum de Sydenham. . . 2
Liqueur anodine d'Hoffmann. 2
Alcool. . . . . , ... 2

Mêlez et agitez convenablement.

Chaque fois que l'on mesurera une cuillerée à café de ce liquide, il sera bien de secouer vivement plusieurs fois, à l'avance, le flacon qui le contiendra.

163. — Vous présenterez au pharmacien le livret, en lui montrant la page où se trouve inscrite la note de ce remède liquide, et en le priant de vous en préparer un flacon semblable.

164. — S'il hésitait à vous le fournir, vous le prieriez de vouloir bien lire les passages du livret où il est enseigné de faire usage de ce remède à des doses très-modérées et bien précisées. Il vérifierait que les explications sont données pour cela avec les détails les plus circonstanciés, afin que l'on ne puisse pas en prendre plus qu'il n'est sage de le faire avant l'examen et l'avis du médecin. Il est probable qu'il serait rassuré par la lecture de cette partie du livret, soit en ce qui concerne les grandes personnes, soit en ce qui est relatif aux enfants, à la suppression de ce remède pour les enfants de moins de dix ans, et à la réduction des doses pour les enfants de plus de dix ans, et les personnes jeunes de moins de vingt ans.

165. — Vous le prieriez de vouloir bien apprécier et se rendre compte de l'utilité grande qu'il y aurait, avant d'avoir eu le temps de voir et de consulter le médecin, à avoir chez soi ce remède, et à le prendre

aux premiers moments de la diarrhée, par petites doses, la nuit en particulier, comme le jour, de la manière enseignée par le livret de préservation. Vous lui ferez observer combien serait grand l'avantage de modérer par son emploi l'augmentation trop rapide de la diarrhée, avant d'avoir pu recevoir la visite et les ordonnances du médecin, et combien il y aurait plus de chances ainsi d'éviter que le choléra puisse venir à la suite de la diarrhée.

166. — Le pharmacien est prié, d'autre part, de vouloir bien écrire en gros caractères l'inscription suivante sur une large étiquette, bien collée au flacon, afin d'éviter qu'il ne puisse être confondu avec un autre :

« Remède liquide contre la diarrhée, du livret de
« préservation contre le choléra, du docteur Honé.
« Ne prendre que les petites doses enseignées par le
« livret. »

167. — Ce remède se conservera longtemps sans se détériorer, si le flacon reste fermé constamment par un bouchon, surtout s'il est bien plein. Même alors qu'il aura été entamé et qu'il y aurait du vide, il se conserverait à moitié bien encore si on le bouchait promptement après l'avoir ouvert. Il serait bien que l'on y mît un bouchon un peu long, pour le sor-

tir facilement sans le gâter, et ensuite boucher de nouveau convenablement.

168. — Pour ne pas manquer de l'avoir au premier moment de la diarrhée, la nuit comme le jour, ne mettez pas de négligence à le demander à l'avance,

RÈGLES POUR FAIRE USAGE DU REMÈDE LIQUIDE CONTRE LA DIARRHÉE, DU LIVRET DE PRÉSERVATION CONTRE LE CHOLÉRA.

169. — Une cuillerée à café moyenne, pleine de ce remède, formera une dose à prendre par la bouche.

170. — Il faudra choisir, parmi les cuillers à café que vous aurez chez vous, une cuiller de grandeur moyenne, et surtout point trop petite, autant que possible. Il serait bon qu'elle contînt 5 grammes de liquide. Remplissez-la d'eau pure, et versez cette eau dans un plateau d'une balance pour la peser. Le pharmacien vous rendrait le service de le faire si vous ne le pouviez pas vous-même. Un épicier, un marchand de tabac, pourraient le faire également.

171. — Si l'eau de la cuillerée à café pèse moins de 5 grammes, vous saurez de combien. Alors il fau-

dra, en mesurant une cuillerée à café du remède, laisser passer par dessus le bord quelques gouttes de ce remède, le tout tombant dans une tasse. Si elle pèse plus de 5 grammes, vous saurez de combien. Remplissez la cuiller en mesurant le remède, et vous jugerez de combien devra être la différence. Ce sera mieux d'être fixé ainsi, bien que cela ne soit pas indispensable.

172. — La première dose d'une cuillerée à café devra être prise dès que la diarrhée aura commencé, le plus tôt possible du moins, de une à cinq minutes après la première évacuation diarrhéique. Ce sera avant ou après la première dose des paquets de poudres du livret, ou en même temps, même en mêlant le tout.

173. — Si vous avez un doute pour savoir si vous venez d'aller en diarrhée réellement un peu, la première fois, il vaudra mieux prendre cette première dose. Elle ne peut vous être nuisible, si la diarrhée ne continue pas ensuite.

174. — Prenez ce remède tout seul, si vous n'avez pas encore une provision de paquets de poudres.

175. — Vous pourerz boire cette cuillerée à café

du remède liquide toute pure, quoique un peu amère. Mais, autant que possible, mêlez-la, pour la boire, avec un peu d'eau, sucrée préférablement. De deux à dix cuillerées à soupe d'eau peuvent être employées ainsi. Il est bien d'y ajouter un peu de vin, même un peu d'eau-de-vie ou de rhum, bien que l'on puisse s'en dispenser. L'infusion de menthe ou de sauge, ou de camomille, ou du thé, conviennent également.

176. — La deuxième dose, toujours d'une cuillerée à café du remède, ne devra être prise que lorsque deux évacuations nouvelles demi-liquides auront eu lieu ensuite.

178. — Pour la troisième dose pareille, ce sera quatre évacuations nouvelles que vous devrez laisser passer. Vous la prendrez quand la quatrième aura eu lieu.

179. — Pour la quatrième dose, vous attendrez de même que quatre évacuations nouvelles se soient produites encore. Vous ne le prendrez qu'alors.

180. — Enfin, pour la cinquième et dernière dose, vous attendrez de même. Après quatre nouvelles évacuations diarrhéiques, vous prendrez cette cin-

quième dose, toujours d'une cuillerée à café, du remède liquide du livret.

181. — Vous attendrez ensuite l'arrivée du médecin sans en prendre d'autre. Il choisira alors ce qui conviendra le mieux, suivant votre état et suivant vos dispositions, qu'il appréciera.

182. — S'il arrive après la première ou la deuxième dose, vous n'en prendrez plus, et vous ne devrez faire que ce qu'il trouvera à propos de vous prescrire.

183. — Il est évident que si les évacuations s'arrêtent après la première dose, ou une autre dose quelconque, vous devrez rester sans en prendre. Sans évacuations renouvelées, ces doses du remède auraient souvent des inconvénients sensibles.

184. — En sus des cinq cuillerées à café du flacon de liquide, on aura employé deux cuillerées à café de ce remède dans un lavement, à deux reprises, comme cela a été enseigné aux articles des lavements.

185. — Il y aura des personnes qui ne pourront pas user des lavements. Elle seront tentées peut-être d'employer à prendre par la bouche les quatre cuillerées à café de ce remède qu'elle n'auront pas pu

employer en lavements, si la diarrhée continue après
qu'elles auront pris les cinq premières doses par la
bouche. Nous les engageons à ne pas le faire tant que
le médecin n'aura pas vérifié que leur état et leurs
dispositions rendent la chose utile, et surtout font
qu'il ne peut pas y avoir d'inconvénient majeur à
cela.

186. — Ce sera beaucoup déjà que vous ayez pris,
avant la consultation du médecin, avant son arrivée
près de vous, les cinq doses de ce remède de la manière enseignée ci-dessus.

187. — S'il était arrivé qu'une autre personne ha-
sardeuse eût pris par la bouche d'autres doses de ce
remède sans inconvénients, avant l'arrivée et la consultation du médecin, que cela ne vous entraîne pas
à suivre son exemple. Il y a des différences très-
grandes entre les diverses personnes pour la manière de supporter les augmentations de ce remède.
Ce qu'une autre personne aura supporté très-bien
peut ne pas être supporté par vous sans des inconvénients majeurs. Le médecin vérifiera peut-être
qu'il sera préférable, d'après votre état, de vous faire
prendre beaucoup plus de ce remède, et cela sans
danger. Mais le contraire peut se trouver exister chez
vous sans que vous puissiez en juger.

188. — Pour les cinq doses prises par la bouche de la façon indiquée par le livret, elles ne sont pas susceptibles de produire des inconvénients sensibles dès l'instant que les évacuations se seront répétées souvent, suivant ce qui a été expliqué plus haut. Il en est de même pour l'addition des deux lavements, contenant chacun deux cuillerées à café de ce remède.

189. — S'il arrivait cependant qu'une personne entre autres, plus sensible que d'autres à l'action de ce remède, éprouvât quelques inconvénients assez tranchés résultant réellement de ce remède, comme par exemple un peu d'engourdissement et de somnolence, cela passerait au bout de quelques heures sans difficultés, surtout avec les ordonnances du médecin.

190. — Il ne faudra pas négliger de dire au médecin, lorsqu'il arrivera ensuite, combien de cuillerées à café de ce remède liquide du livret on aura pris par la bouche, et aussi en lavements. Pour les ordonnances qu'il aura à vous faire, il sera très-important qu'il soit ainsi renseigné. Ne l'oubliez pas.

191. — Il serait d'autant plus important de pouvoir bien renseigner le médecin, dès qu'il serait arrivé, sur le nombre de cuillerées à café de ce re-

mède que la personne malade aurait prises, si par
inadvertance ou autre cause quelconque ce nombre
avait été très-considérable, relativement à ce qui est
enseigné dans ce livret. Le médecin apprécierait si
l'état de la personne malade ferait qu'elle le suppor-
terait bien, ou que l'effet serait dangereux. Il ferait
des prescriptions convenables d'après cela. Il réussirait presque toujours à faire que les inconvenients
produits seraient de médiocre durée, à moins que la
quantité de ce remède prise par la personne malade
n'eût été fort considérable. Il vaut mieux dire même
qu'avec des doses doubles, une quantité deux fois
plus grande, la difficulté ne serait notable que bien
rarement. Avec une quantité de ce remède trois fois
plus grande, et même quatre fois plus forte, qui aurait été prise, il éprouverait des difficultés un peu
plus notables quelquefois, peut-être souvent. Mais,
sauf chez des personnes à dispositions exception-
nelles, il réussirait presque toujours à modérer les
inconvénients de ces fortes quantités. Chez celles qui
auraient des dispositions à supporter très-mal l'action de ce remède, et bien plus difficilement que les
autres, les inconvénients seraient plus prolongés et
plus forts à la suite de ces fortes doses, malgré les
soins du médecin. Avec le temps, cependant, il en
viendrait à bout presque toujours.

192. — Des erreurs de doses aussi fortes ne sont

guère à craindre, et surtout des erreurs qui en feraient prendre davantage encore.

193. — Il ne faut pas renoncer, en tous cas, à sauver de la mort par le choléra des centaines et des
milliers de personnes par ces moyens, dans la crainte
qu'une personne entre autres ne commette une erreur grave, même funeste.

194. — Si quelqu'un de votre connaissance parais-
sait avoir commis une forte erreur de ce genre, et
que l'on eût oublié ou négligé d'appeler le médecin,
faites en sorte qu'il soit prié de venir promptement
près de la personne malade.

RECHUTES DE DIARRHÉE RÉPÉTÉES.

196. — La diarrhée reprend la même personne
souvent une deuxième fois durant l'épidémie de
choléra. Il n'est même pas très-rare qu'elle revienne
trois, quatre fois et davantage, après avoir été arrêtée
chaque fois.

196. — En attendant la consultation du médecin,
faites, pour une nouvelle crise de diarrhée, comme
le livret l'enseigne pour une première crise.

197. — Puis demandez à votre médecin ce que vous devez faire quand la diarrhée sera arrêtée de nouveau, pour éviter qu'elle revienne trop facilement.

198. — Demandez-lui s'il verrait de l'inconvénient pour vous, d'après vos dispositions, à ce que vous suiviez l'enseignement du livret pour cela, ou bien s'il trouverait une autre manière de faire préférable pour vous.

199. — Si quelque circonstance a fait que vous n'ayez pas songé à avoir les avis du médecin à ce sujet, vous pourrez, sans trop de chances que cela ne soit pas convenable pour vous autant que pour les autres, employer le procédé suivant jusqu'au moment où vous recevrez des instructions convenables du médecin.

200. — Lorsque la diarrhée sera arrêtée, après une deuxième crise ou une autre postérieure, prenez chaque jour une dose, c'est-à-dire une cuillerée à café du remède liquide du livret, à deux reprises, le matin une et le soir l'autre, dans un peu d'eau pure, sucrée préférablement, et même plutôt mêlée d'un peu de vin, ou enfin avec une autre liquide. Vous osurriez la prendre immédiatement avant de manger,

sans inconvénient, et même aussi pendant le repas ou après, si vous risquez d'oublier de la prendre en un autre moment, ou si cela vous est trop difficile.

201. — Vous continueriez ainsi chaque jour, tant que les matières rendues ne seraient pas trop fermes. Vous cesseriez d'en prendre si elles devenaient un peu fermes, et surtout si vous restiez vingt-quatre heures sans aller à la selle. Vous recommenceriez ensuite si ces matières rendues devenaient molles, sans diarrhée proprement dite. Vous n'en prendriez d'abord qu'une seule dose par jour alors en premier lieu. Vous ne recommenceriez pas tant que ces matières ne seraient pas assez sensiblement molles.

202. — Des médecins très-renommés ont professé qu'il était très-avantageux d'employer ainsi un remède de ce genre. Ils l'ont ordonné à leurs malades en cas pareils, et ont constaté par l'expérience l'utilité de cette manière d'agir.

203. — S'il arrivait que vous ne pussiez pas vous faire livrer par le pharmacien un flacon du remède liquide du livret contre la diarrhée, faites en sorte de voir votre médecin, au moins un instant, et d'obtenir qu'il vous donne une ordonnance de ce remède. Ce sera plus facile que de vous ordonner un autre

remède, avec détails suffisants, pour savoir bien l'employer.

204. — A défaut de ce flacon, vous pourriez user des paquets de poudres du livret, si vous en avez. Mais leur efficacité semble moins grande en général pour empêcher un retour de diarrhée durant l'épidémie.

205. — Vous prendriez une dose des paquets de poudres du livret semblable à celle enseignée pour prendre durant la diarrhée, c'est-à-dire composée d'un paquet de poudre blanche de bismuth et d'un paquet de poudre brune de cachou, à la place d'une cuillerée à café du remède liquide du livret. Vous prendriez cette dose avec les mêmes recommandations que pour le remède liquide, deux fois par jour ou une fois par jour.

206. — Mais tout cela est sujet à des inconvénients, et, lorsque vous pourrez recevoir les avis du médecin, ne négligez pas de vous faire diriger par lui.

207. — La constipation peut s'établir naturellement après la diarrhée, et aussi par suite de l'usage de ces remèdes.

208. — Elle entraîne de mauvaises dispositions

intérieures, qui peuvent faciliter un retour brusque de diarrhée violente.

209. — En attendant de voir le médecin, pour combattre mieux cette constipation, employez des lavements d'eau tiède ou même d'eau froide, en y ajoutant une cuillerée à café de sel de cuisine, ou même plus si cela ne suffisait pas, et ajoutez-y également deux à quatre cuillerées à soupe d'huile d'olive ou de sirop de raffinerie.

MANIÈRE D'AGIR POUR LES ENFANTS ET POUR LES PERSONNES DE MOINS DE VINGT ANS.

210. — Les doses des remèdes doivent être diminuées, réduites, pour les enfants et les personnes de moins de vingt ans, proportionnellement à leur âge, à peu près, lorsqu'ils auront la diarrhée.

211. — Le remède liquide du livret nous paraît, pour les jeunes enfants, trop variable dans ses effets aux mêmes âges, suivant les dispositions personnelles, trop susceptible de produire quelquefois des inconvénients notables chez eux, pour en recommander l'emploi et fixer les doses suivant l'âge. Il est préférable que son emploi soit retardé jusqu'à la consultation du médecin. Celui-ci aura des notions

pour pouvoir apprécier s'il est bon de faire usage de ce remède ou d'un autre analogue, suivant l'état de l'enfant, et quelle dose il conviendra d'en donner, ou bien si les chances d'inconvénients seraient trop grandes.

212. — C'est seulement de dix à vingt ans que nous pensons pouvoir conseiller d'en donner des doses réduites avant la consultation du médecin.

213. — Les paquets de poudres, et non le remède liquide, seront employés chez les enfants de moins de dix ans, aux doses réduites.

214. — Voici la manière dont on pourra préparer ces doses, réduites proportionnellement à l'âge des enfants.

215. — Vous compterez vingt cuillerées à café d'eau dans une cafetière, et préférablement d'eau gommée, faite avec 30 grammes de gomme arabique fondue en bouillant dans un litre d'eau. Vous les verserez dans un flacon pouvant en contenir un peu plus, et ayant un vide au-dessus.

216. — Pour un enfant de moins de dix ans, vous introduirez dans ce flacon un paquet blanc de bismuth, c'est-à-dire de sous-azotate de bismuth, d'un

gramme , et un paquet brun de cachou d'un cinquième de gramme, de ceux que vous aurez en provision pour les grandes personnes. Vous prendrez garde de ne pas en perdre.

217. — Ce flacon sera préparé également pour les personnes de plus de dix ans jusqu'à vingt ans. Mais on en préparera pour elles un second avec dix-neuf cuillerées à café d'eau pure, dans lequel on versera une cuillerée à café du remède liquide du livret.

218. — Vous secouerez vivement plusieurs fois ces flacons, pour que le mélange devienne plus intime, et vous les secouerez de nouveau très-vivement chaque fois que vous devrez verser et mesurer une nouvelle cuillerée à café de ces mélanges, afin que pour chacune le mélange soit très-intime. Il est bon de savoir que ce mélange cesse d'être très-intime moins d'un quart de minute après avoir fini de secouer vivement le flacon, et même quelques secondes après.

219. — Pour faire une dose réduite proportionnellement à l'âge, il faudra verser dans une tasse un nombre de cuillerées à café du flacon mélangé égal au nombre d'années de l'enfant ou personne jeune qui devra la prendre.

220. — Avant dix ans, ce sera seulement d'un flacon mélangé contenant les poudres dont on fera usage. Après dix ans, ce sera d'un flacon pareil que l'on se servira, et, en même temps, du flacon mélangé contenant une cuillerée à café du remède liquide du livret.

221. — On comptera, dans une tasse du flacon mélangé de poudres, pour faire une dose, à un an et moins d'un an, une seule cuillerée à café de ce mélange. On en comptera deux cuillerées à café, à deux ans, pour une dose; à trois ans, ce sera quatre cuillerées à café; à quatre ans, quatre cuillerées à café; à cinq ans, cinq cuillerées à café; à six ans, six cuillerées à café; à sept ans, sept cuillerées à café; à huit ans, huit cuillerées à café; à neuf ans, neuf cuillerées à café pour une dose.

222. — Après cet âge, ce sera des deux flacons mélangés, l'une contenant les poudres, l'autre contenant une cuillerée à café du remède liquide, ainsi que cela a été expliqué plus haut, que l'on comptera des cuillerées à café pour former une dose, autant de l'un que de l'autre, et en nombre égal au nombre d'années de la personne de moins de vingt ans.

223. — Ainsi, à dix ans, on comptera dans la tasse dix cuillerées à café du flacon mélangé contenant les

poudres, et dix cuillerées à café du flacon mélangé contenant une cuillerée à café du remède liquide, pour former une dose. A onze ans, ce sera onze cuillerées à café de chacun de ces deux flacons mélangés que l'on comptera dans la tasse pour former une dose. A douze ans, ce sera douze cuillerées à café, de chacun des deux flaçons mélangés, qui seront employées pour une dose. A treize ans, ce sera treize cuillerées à café de chacun de ces deux flacons ; à quatorze ans, ce sera quatorze cuillerées à café, de chacun des deux flacons, pour une dose ; à quinze ans, ce sera quinze ; à seize ans, ce sera seize, à dix-sept ans, ce sera dix-sept ; à dix-huit ans, ce sera dix-huit ; à dix-neuf ans, ce sera dix-neuf cuillerées à café de chacun des deux flacons mélangés qui seront employées pour une dose.

224. — En comptant plusieurs cuillerées à café formant une dose, ne négligez pas de secouer vivement le flacon mélangé avant de verser et mesurer chacune de ces cuillerées à café. Secouez bien chaque fois qu'une cuillerée à café aura été mesurée, avant de commencer à verser la cuillerée à café suivante. C'est important. Sans cela, les cuillerées à café du fond du flacon contiendraient beaucoup plus de ces remèdes que celles du commencement de ces flacons mélangés ou du milieu. Ce serait irrégulier pour la formation de doses égales.

225. — Au-dessus de dix ans, on pourra faire le compte de ces cuillerées à café plus vite et de façon différente. A douze ans, par exemple, on retrancherait du flacon huit cuillerées à café sur les vingt contenues. Le restant serait de douze cuillerées à café, qui seraient données pour une dose. A quinze ans, on retrancherait d'un autre flacon mélangé, plein aussi, cinq cuillerées à café. Il en resterait quinze dans le flacon; ce restant serait donné pour une dose. On ferait ainsi aux autres âges.

226. — On fera boire une dose ainsi préparée à l'enfant ou personne de moins de vingt ans, une première fois peu de temps après la première évacuation diarrhéique, autant que possible, de une à cinq minutes après, de préférence.

227. — On donnera successivement ensuite quatre autres doses, si la diarrhée ne s'arrête pas, aux mêmes intervalles que pour les grandes personnes, comme cela a été déjà enseigné. Pour plus de sûreté, la deuxième dose sera donnée à l'enfant ou personne jeune, si deux évacuations diarrhéiques nouvelles se produisent après la première dose; puis, on laissera passer quatre évacuations renouvelées après la deuxième dose, et aloas seulement on donnera la troisième dose; on laissera passer encore quatre nouvelles évacuations, et l'on donnera la

quatrième dose. La cinquième et dernière dose ne sera donnée qu'après évacuations diarrhéiques renouvelées encore.

228. — Vous n'en donnerez plus d'autre dose après la cinquième. Vous attendrez ensuite la consultation du médecin. Il appréciera l'état de l'enfant, et, si la diarrhée continue, il jugera si l'enfant peut ou non supporter de prendre d'autres doses des mêmes remèdes avec avantage. Il pourrait aussi choisir d'autres remèdes pour la continuation du traitement.

229. — Pour les enfants de moins de dix ans, comme ils ne feraient pas usage du remède liquide du livret, nous pensons devoir conseiller une augmentation de chacune des cinq doses des paquets de poudres formées proportionnellement à l'âge, d'après les règles de formation des doses déjà décrites. L'augmentation serait plus forte à un et à deux ans qu'aux autres âges.

230. — On ajouterait deux cuillerées à café du flacon mélangé de poudres pour chaque dose, aussi bien à un an et deux ans qu'à huit ans et neuf ans. Ainsi, à un an et à moins d'un an, au lieu d'une cuillerée à café du flacon mélangé de poudres de la manière enseignée précédemment, on en donnerait

trois à chacune des cinq doses, ce qui ferait quinze cuillerées à café, si ces cinq doses étaient employées par suite de la continuation de la diarrhée. A deux ans, au lieu de deux cuillerées à café pour chaque dose, on en donnerait quatre chaque fois, ce qui ferait vingt cuillerées à café en cinq doses. A trois ans, au lieu de trois cuillerées à café pour chaque dose, ce serait cinq cuillerées à café chaque fois, ce qui ferait vingt-cinq cuillerées à café du flacon mélangé de poudres en cinq doses. A quatre ans, ce serait six cuillerées à café au lieu de quatre pour chaque dose. A cinq ans, ce serait sept cuillerées à café au lieu de cinq pour chaque dose. A six ans, ce serait huit cuillerées à café pour chaque dose, au lieu de six. A sept ans, ce serait neuf cuillerées à café pour chaque dose au lieu de sept. A huit ans, ce serait dix cuillerées à café du flacon mélangé de poudres, au lieu de huit, à chaque dose. A neuf ans, ce serait onze cuillerées à café de ce flacon mélangé, au lieu de neuf, pour chaque dose.

231. — Il serait trop long d'expliquer pourquoi cette augmentation serait la même à un et deux ans qu'à huit et neuf ans.

232. — Un flacon mélangé avec les poudres, comme cela a été expliqué déjà, serait préparé à nouveau, avant que le précédent ne fût terminé,

pour ne pas être en retard, successivement. Deux flacons semblables pourraient être arrangés et préparés presque en même temps. Quand l'un serait achevé, l'autre serait tout prêt pour continuer à compter les cuillerées à café d'une même dose.

233, — Si la consultation du médecin peut être obtenue après la première dose, après la deuxième ou une autre dose, on devra suspendre tout cela et l'on n'exécutera plus que l'ordonnance du médecin. Tâchez de l'avoir sans trop de retard, cela vaudra mieux.

234. — Si vous ne pouvez pas avoir cette consultation immédiatement après avoir fini les cinq doses dont il vient d'être question, et si la diarrhée continue chez l'enfant, répétez les lavements d'amidon toutes les fois qu'il y aura eu deux évacuations nouvelles, en attendant cette consultation. Vous pourriez aussi prier le pharmacien de vous donner un petit flacon de potion mêlée de *dioscordium*, à une dose proportionnée à l'âge de l'enfant, comme il sait les fournir, mais seulement pour trois ou quatre heures, en attendant l'arrivée et la consultation du médecin. Faites-vous bien renseigner par lui sur la quantité de chaque prise et les intervalles que vous devez mettre d'une prise à l'autre.

235. — Les autres renseignements donnés par le livret pour les grandes personnes devront être exécutés de la même manière, à peu près, pour les enfants. Le repos au lit, avec d'épaisses couvertures, sera préféré; la sueur sera provoquée, les frictions seront faites dans les mêmes conditions, en évitant de les dévouvrir et de les laisser exposés au moindre refoidissement. Le bain sinapisé de tout le corps sera donné dans les mêmes conditions qu'aux grandes personnes, en réduisant la quantité de la farine de moutarde proportionnellement à la quantité d'eau du bain, qui sera petit, mais non pas proportionnellement à l'âge. Ce sera surtout si la diarrhée est très-abondante, et principalement si un petit refroidissement du corps de l'enfant commençait à se produire. Les applications de sinapismes et d'objets chauds seraient faites dans les mêmes conditions qu'aux grandes personnes, dans les cas et suivant les renseignements expliqués ci-dessus. Les morceaux de glace et boissons froides seraient employés si les vomissements étaient répétés, mais les morceaux de glace seraient plus petits que pour les grandes personnes. Le sirop d'éther serait donné dans les mêmes cas que cela a été expliqué pour les grandes personnes, mais seulement un huitième de cuillerée à café pour les jeunes enfants et un quart ou la moitié pour ceux qui seraient plus grands.

236. — Avant d'avoir pu recevoir la consultation du médecin, tout cela serait utile à exécuter, mais avec modération et ménagement. Ne négligez pas d'appeler le médecin pour continuer à faire le traitement ensuite, alors même que la diarrhée semblerait se modérer. Elle pourrait redoubler brusquement avec violence ; et, pour l'éviter, la direction du médecin, même pour la convalescence, est très-nécessaire.

DES LAVEMENTS POUR LES ENFANTS.

237. — Pour les enfants de moins de dix ans, on emploiera des lavements composés seulement avec de l'amidon délayé dans de l'eau. Il serait utile d'en donner un nouveau après chaque série de trois ou quatre évacuations diarrhéiques. Il sera bien de les faire très-petits, même de deux cuillerées à soupe de liquide seulement, afin qu'ils soient gardés un peu, avec moins de difficulté.

238. — Pour les personnes de plus de dix ans, nous conseillons d'y ajouter, comme pour les grandes personnes, une dose du remède liquide du livret, mais réduite proportionnellement à l'âge.

239. — Cette dose réduite pour lavement devra

être le double de celle enseignée pour être prise par
la bouche, suivant l'âge.

240. — On préparerait un flacon mélangé de la
même manière que pour les doses à prendre par la
bouche. Une cuillerée à café du remède liquide du
livret serait versée dans une cafetière où l'on aurait
compté et versé dix-neuf cuillerées à café d'eau
pure, et le tout versé ensuite dans un flacon un peu
grand. On agiterait vivement le mélange pour le
rendre intime. Puis, on mesurerait un nombre de
cuillerées à café de ce mélange, pour un lavement,
double du nombre d'années de l'enfant ou personne
jeune, à qui le lavement serait destiné. On verserait
cela dans la seringue, après l'avoir fait tiédir au
bain-marie dans une petite cafetière d'eau modérément chaude.

241. — A dix ans, ce serait vingt cuillerées à café
du flacon mélangé, c'est-à-dire un flacon entier, qui
serait employé pour un lavement. A onze ans, ce
serait un flacon entier avec deux cuillerées à café
d'un autre flacon préparé de même que le premier.
A douze ans, ce serait un flacon mélangé entier,
avec quatre cuillerées à café d'un autre flacon mélangé pareil. A quinze ans, ce serait un flacon mélange entier avec dix cuillerées à café d'un autre
flacon mélangé pareil, en tout, trente cuillerées à

café. Aux autres âges, ce serait de même un nombre de cuillerées à café du mélange double du nombre d'années de la personne jeune malade, jusqu'à dix-neuf ans.

242. — Ce lavement, préparé ainsi, serait répété une deuxième fois seulement après une série de trois ou quatre évacuations nouvelles. On attendrait ensuite la consultation du médecin sans en donner d'autre semblable. Si la diarrhée continuait, on userait seulement des lavements d'eau tiède mêlée d'amidon.

243. — Si l'on manquait du flacon de remède liquide du livret, on pourrait se servir deux fois aussi d'un lavement composé de têtes de pavot en proportions réduites suivant l'âge, proportionnellement.

244. — Un quart de tête de pavot seulement serait mis à bouillir, après avoir été brisé en débris, dans une petite cafetière d'eau de vingt cuillerées à café bien comptées. Après l'avoir fait bouillir un quart d'heure au moins, on coulerait cette eau à travers un linge dans une autre cafetière. On compterait les cuillerées à café qui resteraient, et l'on ajouterait le nombre de cuillerées à café d'eau froide nécessaire pour compléter les vingt cuillerées à café.

245. — Une deuxième cafetière aurait été préparée en même temps d'une manière exactement semblable.

246. — On se servirait de ces cafetières pour remplacer les deux flacons mélangés chacun avec une cuillerée à café du remède liquide du livret. On préparerait chaque lavement avec l'eau de ces cafetières comme avec l'eau des flacons mélangés, en comptant pour chaque âge le même nombre de cuillerées à café de l'eau de ces cafetières, comme cela a été enseigné ci-dessus pour l'emploi des flacons mélangés. Cela ne nous paraît pas devoir être répété.

247. — On n'emploierait que deux lavements semblables aussi, de même que cela a été enseigné pour ceux préparés avec les flacons mélangés. Puis, on se servirait de lavements avec de l'amidon, comme cela a été expliqué.

RECHUTES DE DIARRHÉE CHEZ LES ENFANTS ET PERSONNES JEUNES DURANT L'ÉPIDÉMIE.

248. — Pour chaque nouvelle crise de diarrhée qu'aura votre enfant, vous agirez comme pour une première crise, avant la consultation du médecin, au premier moment, d'après les enseignements déjà donnés.

249. — Après une deuxième crise, ou rechute, il sera bon de faire comme cela a été conseillé pour les rechutes des grandes personnes, en partie, du moins, et de donner à l'enfant, ou personne jeune, sans que la diarrhée continue, une dose au moins et même deux doses par jour de remèdes.

250. — Pendant la crise de diarrhée, demandez au médecin ce qu'il conseillera de faire après qu'elle sera arrêtée, songez-y.

251. — Si cela a été oublié, faites comme il suit, en attendant de pouvoir prendre l'avis du médecin, en un autre moment.

252. — Aux enfants de moins de dix ans, vous donnerez une dose réduite, proportionnellement à l'âge, des deux espèces de paquets de poudres, semblable à celle conseillée pour le temps où la diarrhée existe.

253. — Aux enfants ou personnes de plus de dix ans, vous donnerez une dose du remède liquide du livret réduite proportionnellement à l'âge, pareille à celle conseillée par le livret pour le moment où la

diarrhée existe. A défaut du flacon de remède liquide, vous emploieriez à la place une dose réduite des paquets de poudres semblable à celle conseillée par le livret précédemment pour le moment où la diarrhée existe aussi.

254. — Cette dose sera donnée une deuxième fois chaque jour, que ce soit une dose des poudres ou une dose du remède liquide, toujours réduite, comme il a été enseigné déjà.

255. — Vous suivrez, d'ailleurs, les recommandations déjà expliquées pour les grandes personnes à ce sujet, pour suspendre ces doses de remèdes, ou les recommencer, suivant que les matières rendues deviendront un peu trop fermes, ou bien ensuite redeviendront un peu molles sans diarrhée.

256. — Si la constipation se produit, vous ferez également comme pour les grandes personnes. Vous donnerez de petits lavements avec une pincée de sel de cuisine et une grande cuillerée à soupe d'huile d'olive ou de sirop de raffinerie. Vous augmenterez ces quantités si la constipation persiste. Mais il sera mieux de consulter le médecin pour mieux combattre cette constipation, qui pourrait ramener une crise violente de nouvelle diarrhée dangereuse.

INDISPOSITION AVERTISSANTE SANS DIARRHÉE.

257. — Les formes d'indisposition avertissante sans diarrhée, prédisposant au choléra durant l'épidémie, n'ont été constatées que rarement avoir existé chez les personnes atteintes du choléra. Cela est arrivé cependant, et, dans quelques localités, il semble que c'est arrivé un peu plus souvent que dans les autres.

258. — En apprenant à reconnaître ces formes d'indisposition avertissante, en cas qu'on vienne à les ressentir, et ce qu'il est utile de faire contre chacune d'elles avant d'avoir pu voir et consulter le médecin au premier instant, on augmentera ses bonnes chances d'éviter le choléra.

259. — Les moyens de combattre ces indispositions sont, il est vrai, plus difficiles à enseigner et à régler que ceux qui peuvent combattre la diarrhée si avantageusement pour le début en général. Aussi conviendra-t-il de se hâter pour avoir les conseils du médecin dès que l'on sentira l'une de ces formes d'indisposition avertissante.

260. — Deux catégories assez distinctes de ces

formes d'indisposition avertissante sont observées. Les unes se font sentir au ventre, les autres dans les nerfs, soit vers la tête, soit vers les membres.

261. — Deux espèces de fatigues du ventre sans diarrhée, avec traitement bien différent, peuvent être signalées.

262. — Une première espèce, avec fatigue générale du ventre, consiste en ce qui suit : des digestions pénibles, une sensation d'embarras, même souvent une douleur, s'y font sentir. Une sensation de mauvaise bouche est éprouvée; la langue est colorée autrement qu'à l'ordinaire, parce qu'un enduit de matière grise ou jaunâtre, ou autre, s'y est formé. Des vomissements sans diarrhée se produisent même quelquefois.

263. — Un bain, la diète et les boissons de thé, de menthe et sauge infusées, sont ce que l'on peut employer d'abord avant la consultation du médecin.

264. — Le bain serait tiède et durerait une heure au moins autant que possible. Il faudrait qu'au moment de s'y mettre, deux heures au moins, ou mieux un peu plus, se fussent écoulées depuis que l'on aurait mangé. Si le hasard faisait que la consultation du médecin ne pût pas être prise, le bain devrait

être renouvelé toutes les douze heures ou toutes les vingt-quatre heures, tant que l'indisposition durerait. Songez à une cuve quelconque pour le prendre, si la baignoire vous manque.

265. — La diète serait absolue d'abord, au moins vingt-quatre, et plutôt quarante-huit heures. Puis, en cas de difficulté trop grande pour avoir la consultation du médecin, il faudrait attendre qu'un aiguillon de faim bien vif et bien franc se prononçât avant de prendre du bouillon. Ce ne serait que très-graduellement que l'on y ajouterait du vermicelle, tapioca ou du pain, en quantité très-petite. Du chocolat à l'eau, des bouillies bien cuites et claires, du riz au lait conviendraient ensuite. Plus tard, des œufs mollets, peu cuits, à la coque ou au plat, et enfin très-peu de viande ou poisson plus tard encore seraient employés. La quantité ne serait augmentée que bien graduellement.

266. — Divers autres moyens seraient utiles; mais ce serait trop sujet à erreurs nuisibles, et nous devons nous abstenir de les indiquer. Le médecin seul pourrait juger et apprécier, d'après l'état de la personne malade, ce qui lui conviendrait le mieux.

267. — Une autre espèce de l'indisposition aver-

tissante, ayant son siége au ventre, est très-différente pour le traitement utile. Elle est constituée par une douleur ou un simple malaise, se faisant sentir seulement à l'estomac et non dans le reste du ventre en général, et sans fièvre. Les autres signes de fatigues du ventre manquent. Cela provient presque toujours alors, quand c'est récemment venu, de l'état maladif appelé gastralgie en médecine.

268. — Mais cette gastralgie peut être simulée par une autre forme d'indisposition. La consultation du médecin est d'autant plus nécessaire pour ne pas faire erreur dans le traitement.

269. — S'il était impossible d'avoir la consultation du médecin, la diète devrait être observée d'abord. Ensuite, on essayerait de manger du bouillon de viande avec vermicelle et pain, et puis de la viande assez promptement. Si la viande était supportée assez bien, on en mangerait presque uniquement ensuite, avec quelques œufs mollets et du poisson. La viande serait grillée et rôtie de préférence. On en augmenterait la quantité, malgré le malaise et la douleur d'estomac, s'ils n'étaient pas devenus plus forts. Les légumes seraient supprimés d'abord, autant que possible; et, à défaut de viande, le pain, le riz et les bouillies seraient préférés.

270. — Le vin serait convenable si c'était bien de la gastralgie, et même en quantité passable en gé-néral, même pour les personnes qui n'en useraient pas d'ordinaire, sans qu'elles se fissent violence cependant pour en boire.

271. — Les tisanes amères, dans l'intervalle des repas, conviendraient; par exemple : l'infusion légère de racine de gentiane, de fleurs de petite centaurée ou de camomille. Le vin de quinquina, une cuillerée à soupe deux ou trois fois par jour, serait en général essayé utilement, soit pur, soit mêlé avec un peu d'eau sucrée, une heure avant le repas ou deux heures après environ.

272. — Mais ne manquez pas de consulter le médecin, autant que possible, dès que cette forme d'indisposition surviendra. L'incertitude si ce serait bien une gastralgie qui existerait, et les différences dans la manière de supporter les remèdes et les divers aliments, le rendent d'autant plus nécessaire. Cela presserait sensiblement, puisqu'une crise de choléra peut succéder à ce malaise d'estomac même léger.

273. — Les formes de l'indisposition avertissante, consistant en fatigues nerveuses vers la tête ou vers les membres, ont les caractères principaux suivants.

274. — On éprouve une sensation de tournements dans la tête ou bien des sensations de troubles plus compliqués par moments, de manière à ne pas voir les objets environnants comme à l'ordinaire, à ne pas pouvoir user de son intelligence comme d'habitude, quelquefois à avoir des éblouissements, des vertiges. Une lassitude notable des membres et même de tout le corps, un abattement des forces, très-sensible en bien des cas, peuvent exister à la place des troubles de la tête, ou les accompagner et précéder la crise de choléra. Cela est un avertissement lorsqu'on l'éprouve durant l'épidémie.

275. — Avant d'avoir pu consulter le médecin, faites promptement ce qui suit. Quittez toute occupation. Faites une affusion d'eau chaude, supportable cependant, sur tout le corps. Pour cela, déshabillez-vous, en gardant la chemise. Mettez vos pieds dans une grande terrine ou autre grand vase. Faites verser sur votre cou, vos épaules et la poitrine, devant et derrière, une abondante quantité d'eau modérément chaude, en écartant les bords de la chemise en haut. Changez vos pieds de place, d'un vase à un autre, au fur et à mesure que le vase se remplit, pour continuer. L'eau du vase précédemment rempli peut reservir immédiatement. On y ajouterait un peu d'eau chaude. Faites durer cela un quart d'heure environ, et davantage si vous pouvez. La

personne qui vous aiderait se servirait d'une cafetière ou d'un poëlon nettoyé pour puiser l'eau rapiment et la verser de même.

276. — Un bain tiède, modérément chaud en particulier, serait pris utilement, soit tout de suite après l'affusion, soit un peu plus tard. S'il n'y avait pas deux heures passées que l'on aurait mangé, il faudrait attendre, pour le bain, que cet intervalle fût écoulé. Ce bain durerait une heure et même davantage. On le renouvellerait chaque jour, ainsi que l'affusion d'eau demi-chaude, tant que cet état d'indisposition durerait et tant que le médecin n'arriverait pas.

277. — Dès le premier moment aussi, faites-vous frotter le corps, les membres en particulier, et un peu partout, avec une flanelle chauffée, soit avant le bain, soit après.

278. — Mettez-vous au lit sans retard ; et, après le bain, ou sans le bain, cherchez à suer. Employez, pour obtenir la sueur, les moyens conseillés pour cela par le livret, aux articles de la forte diarrhée persévérante.

279. — Le médecin complètera ce traitement ensuite d'une manière plus sûre. Mais ces premiers

moyens, employés sans retard, contribueront à donner plus de chances d'éviter que le choléra vienne vous prendre.

PRÉCAUTIONS A PRENDRE SANS ÊTRE INDISPOSÉ, DURANT L'ÉPIDÉMIE DU CHOLÉRA, POUR SE PRÉSERVER.

280. — Il faut être très-modéré et très-réservé en toutes choses, sensiblement plus qu'en d'autres temps. Cela s'applique à diverses circonstances de la vie, dont il serait difficile de parler ici. Évitez particulièrement tous excès dans la vie intime, ainsi que les préoccupations d'esprit trop grandes. Pour éviter la tristesse, prenez des distractions convenablement choisies. Ne vous effrayez pas cependant de sentir en vous-même un sentiment de peur qui vous impressionnerait; ce sentiment est plus préservatif que nuisible.

281. — *Occupations.* — Un travail ordinaire, sans excès, est ce qui convient le mieux. Un travail pénible, se prolongeant dans la nuit, doit être évité autant que possible. Le temps d'un bon sommeil doit être réservé autant que faire se pourra.

282. — *Alimentation.* — Une bonne nourriture

ordinaire ne doit pas être modifiée. Les aliments qui sont connus pour être mal digérés par bien des personnes, surtout au moins ceux que l'on aura réconnu soi-même avoir mal supportés quelquefois, doivent être réduits par tout le monde, et même suspendus autant que possible, si cette suspension n'a pas trop d'inconvénients par ailleurs. Si dans certaines journées on ne peut pas en avoir d'autres, il est prudent de n'en manger que très-peu, et même de se contenter plutôt de pain ou autres aliments simples, mais légers.

283. — Les légumes, principalement les légumes verts, et surtout les végétaux crus, comme la salade, devraient être réduits par tous, et même supprimés par quelques personnes dont l'estomac n'est pas parfaitement bon.

284. — Les viandes très-grasses et la charcuterie, surtout mal préparée ou mal conservée, ainsi que les pâtisseries lourdes, sont à éviter, plus, il est vrai, pour certains estomacs que pour les autres.

285. — Ne modifiez pas trop vos aliments néanmoins, mais choisissez, parmi ceux auxquels vous êtes habitué, les meilleurs pour la digestion.

286. — On doit manger lentement, et bien mâcher ou mastiquer chaque bouchée.

287. — Si l'appétit est excité par un exercice ou un travail un peu fort, il faut faire attention de se retenir et de ne pas manger trop en un seul repas. Il vaudrait mieux se réserver de faire une collation deux ou trois heures après, ou bien en faire une deux ou trois heures avant le repas ordinaire, durant ce grand exercice.

288. — Les moindres petits extras, où l'on mangerait et où l'on boirait du vin et des liqueurs plus qu'à l'ordinaire, doivent être supprimés.

289. — Les excès de vin ou d'eau-de-vie, même assez petits, ont occasionné une crise de choléra à bien des personnes, qui se sont trouvé avoir des dispositions fâcheuses pour cela, sans pouvoir le sentir à l'avance. On doit boire du vin mêlé d'une bonne quantité d'eau, et très-peu de vin pur, suivant les habitudes de chacun aux jours de modération. Les personnes qui ne boivent pas de vin feraient bien d'en boire un peu, du vin vieux de préférence, durant l'épidémie, ou bien d'augmenter modérément le peu qu'elles boivent d'habitude.

290. — L'eau que l'on consomme devrait être bouillie d'avance, d'après divers médecins, et puis battue avec des cuillers ou palettes pour y faire rentrer de l'air. Ce conseil a de la valeur; suivez-le au-

tant que possible. Buvez de l'eau de source récemment puisée plutôt que de l'eau de puits. Il serait même plus sûr de boire des bouteilles cachetées des sources de Vals, de Saint-Galmier, de Saint-Alban et de Condillac, etc.; mais c'est un peu coûteux.

291. — Laver les fruits que l'on va manger, et même enlever leur peau ou pellicule a été recommandé; c'est plus sûr.

292. — *Vêtements.* — Ils doivent être plus chauds que ceux portés habituellement, suivant la saison. Prenez les précautions ordinaires, suivant le moment, avec attention, pour éviter qu'un arrêt de transpiration puisse se produire. Si vous venez à sentir que vous avez été exposé à un petit refroidissement, même léger, faites un fort exercice le plus tôt possible. La réaction se produit ainsi assez bien d'ordinaire.

293. — Si la fraîcheur de l'air revient subitement, reprendre bien vite, plus qu'à l'ordinaire, des vêtements un peu plus chauds qu'avant, est chose utile et même nécessaire, surtout si l'on était assez légèrement vêtu.

294. — La chaleur aux pieds est très-utile. Employez les moyens usités pour l'entretenir, suivant la saison, sans y manquer un moment.

295. — Sur le ventre, une flanelle ou autre lainage est recommandée, même en été, et en très-bonne santé. L'expérience a montré que le choléra ne prend pas si facilement les personnes qui observent cette précaution.

296. — *Logement.* — La propreté des chambres, des corridors ou allées de maison, des escaliers, des cours, des lieux d'aisance, est très-importante. On doit laver et nettoyer tout avec grand soin, et entretenir ce nettoyage exact ensuite. Gratter le sol, le plancher même, et les murs, là où des matières diverses sont collées, surtout végétales et animales, est utile. Le blanchissage des vieux murs à la chaux est très-recommandé.

297. — Les eaux de ménage doivent être versées là où elles s'écoulent facilement, loin des habitations, et repoussées avec attention des points où elles sont sujettes à s'arrêter. Hors de la maison, les eaux stagnantes doivent être refoulées, et l'on doit faciliter leur écoulement de diverses manières. Les amas de matières décomposées, comme les bourriers, les fumiers, doivent être enlevés et transportés au loin promptement. Entendez-vous avec les voisins pour cela, au mieux possible.

298. — Les écuries, s'il y en a chez vous, doivent

subir un remaniement très-notable de soins de ce genre, aussi grand que possible. Transporter les fumiers à grande distance des habitations le plus souvent que faire se pourrait; faire écouler les urines facilement et rapidement au loin serait très-important.

299. — L'humidité du logement a été très-nuisible généralement. Tout ce qui l'entretient doit être modifié autant que possible. Évitez d'y faire sécher du linge mouillé.

300. — L'air doit être renouvelé avec un soin très-grand dans les chambres et partout dans le logement. Ouvrez les fenêtres souvent, en vous mettant à l'abri de la fraîcheur. Songez à les ouvrir surtout en sortant d'une chambre.

301. — Si la chambre à coucher est petite, soit pour une personne, soit pour plusieurs, ce renouvellement d'air, le soir tard et le matin de bonne heure, importe notablement, toujours en évitant la fraîcheur dans ce moment.

302. — Si la chambre est petite relativement aux personnes qui y passent la nuit, on pourrait attacher les fenêtres solidement, après les avoir entr'ouvertes *très-légèrement*, à peine même, afin que l'air se re-

nouvelât sans cesse durant la nuit. Mais prenez garde que vous devez alors être d'autant mieux couvert en dormant. Ce serait très-dangereux sans cela. Arrangez-vous en conséquence pour ne pas pouvoir vous découvrir en dormant. Enveloppez-vous de manière que cela ne puisse pas vous arriver.

303. — Si l'on se réveille la nuit, les croisées restant fermées, on pourrait les ouvrir un moment. Mais c'est chanceux ; on peut prendre un refroidissement nuisible. En s'enveloppant bien, et se remettant sous les couvertures ainsi enveloppé un instant avant de refermer, et avec d'autres précautions analogues, cela peut diminuer l'inconvénient d'une chambre un peu petite.

304. — Ayez des couvertures plus chaudes qu'à l'ordinaire durant l'épidémie, suivant la saison.

305. — Si l'on est trop nombreux dans une chambre, faites coucher ailleurs une partie de votre monde, autant que possible, pendant la durée du choléra.

306. — Une chambre de 3 mètres de longueur, 2 mètres de largeur, et 2^m 1/2 de hauteur, est à peine suffisante pour une seule personne durant la nuit. Elle contient 14 mètres cubes d'air environ, en

sus de l'espace occupé par les boiseries et autres pièces des meubles en général. Si l'on n'ouvrait pas, le soir tard et le matin de bonne heure, les fenêtres, ce serait malsain sensiblement, surtout en temps d'épidémie. Une chambre de 5 mètres de longueur, 4 mètres de largeur, et 3 mètres de hauteur, serait assez bien pour quelques heures de sommeil.

307. — Pour deux personnes, ce serait le double de grandeur; pour trois personnes, ce serait le triple; pour quatre personnes, ce serait quatre fois plus de grandeur en mètres cubes, qui serait à rechercher. Calculez la grandeur de votre chambre, et faites en sorte de n'être pas plus nombreux pour y coucher que cette grandeur ne doit le permettre.

308. — Dans les villages, comme dans les villes, ces précautions doivent être prises, malgré que le choléra semble être assez loin. Il peut arriver brusquement dans la localité. On ne pourrait pas alors s'arranger ainsi qu'il le faut assez promptement. Aussi y a-t-il eu des villages où le choléra a fait plus de mal que dans les villes, quand il y est arrivé.

309. — Si dans la maison, et surtout dans votre logement, il y a eu une personne atteinte de choléra, ou même seulement de cholérine, ces diverses pré-

6

cautions et attentions doivent être exécutées avec un soin d'autant plus grand.

310. — Les linges qui auront pu être salis, ou légèrement touchés par les matières ou liquides que la personne malade aura rendus, doivent être plongés dans une chaudière d'eau bouillante dès que cela pourra être fait, et y rester fort longtemps, en entretenant cette eau bouillante, et placés ensuite de manière à éviter de longtemps qu'on les touche. Demandez au médecin ensuite ce que l'on devrait en faire, suivant le cas.

311. — Les vases salis par ces liquides ou matières devraient être lavés à l'eau bouillante avec soin et précaution.

312. — Les vêtements salis par ces liquides devraient être lavés aussi à l'eau bouillante, sinon trempés dans cette eau bouillante complètement et longtemps.

313. — Les eaux de ces lavages devraient être versées dans les fosses d'aisance avec précaution, pour ne pas en mouiller l'extérieur.

314. — Il est prouvé que l'on peut toucher la personne atteinte de choléra sans inconvénient, et res-

pirer le même air qu'elle. Mais si vos mains touchent ce qui est rendu par elle, surtout par bas, en diarrhée, et même autrement, lavez vos mains avec de l'eau chaude et beaucoup de savon, avec soin, à plusieurs reprises, dès que vous le pourrez. Cette attention suffit à faire que cela ne soit pas nuisible.

315. — L'eau qui servira à tous ces lavages aura une action bien meilleure si vous y ajoutez de l'acide phénique, la valeur d'une cuillerée à café de cet acide par litre d'eau employée pour ces lavages.

316. — Lavez aussi avec de l'eau mêlée d'acide phénique les planchers et carrelages des chambres, des corridors, même des escaliers voisins de la chambre de la personne malade. Les murs et cloisons légèrement salis de même, ou frottés par les linges de la personne malade, devraient être lavés avec l'eau phéniquée.

317. — Versez également une cuillerée à café de cet acide phénique dans le vase où la personne malade se sera évacuée par bas ou par vomissements. Faites-le tout immédiatement après, si c'est possible. Portez-le promptement et videz-le dans les fosses d'aisance sans salir les bords. Lavez ces fosses d'aisance avec de l'eau phéniquée immédiatement, ou sans grand retard, et surtout les bords, et plusieurs

fois dans la même journée, en ces cas-là, alors même qu'il s'agirait d'une simple diarrhée.

318. — Cet acide phénique vous sera fourni par le pharmacien. Mais il sera beaucoup mieux de vous entendre avec le médecin sur tout cela. Il pourra vous donner des renseignements mieux combinés, et d'autres peut-être encore meilleurs.

319. — Si vous êtes affaibli par une maladie ou autres circonstances, pensez à consulter le médecin pour savoir s'il serait convenable que vous alliez momentanément à la campagne. Mais n'oubliez pas, ne négligez pas de vous faire bien enseigner les précautions que vous devrez prendre pour le départ et pour ce séjour à la campagne, surtout pendant les premiers jours que vous y serez installé. C'est très-important.

ACTION DE LA PRÉSERVATION PERSONNELLE SUR LA DIMINUTION DU DANGER DE L'ÉPIDÉMIE POUR TOUTE LA POPULATION.

320. — Les personnes qui se préserveront du choléra par leurs attentions à prendre les précautions utiles contribueront à diminuer le danger pour les autres. Elles n'ajouteront pas une excitation de

plus au vice cholérique de l'épidémie dans la localité, comme le font celles qui ne se sont pas préservées.

321. — A propager la connaissance des moyens de se préserver personnellement du choléra, pour soi-même et ses parents ou amis, il y a donc un double intérêt et avantage. On fait du bien directement aux personnes auxquelles on enseigne cela, et en même temps à toute la population. On diminue les chances mauvaises que le vice cholérique devienne trop fort dans la localité, relativement d'ailleurs au degré primitif de la force épidémique du moment.

322. — Pensez à cette double utilité de votre action en enseignant aux autres à se préserver. Cela vous satisfera davantage, et ce sera un encouragement à être plus persuasif.

323. — Mettez-vous dans l'esprit de saisir toutes les occasions pour propager ainsi ces notions avantageuses. Cela vous fera honneur; mais, de plus, vous serez réellement méritant. Vous aurez du contentement dans votre for intérieur.

324. — Les personnes, d'autre part, qui se décideraient à faire les démarches nécessaires pour engager et entraîner d'autres personnes à former une

association, une société régulière dans ce but là, afin de travailler en commun à propager ces renseignements, rendraient plus efficaces les efforts de tous ainsi utilisés.

325. — Ces associations sauraient trouver les voies et moyens préférables pour rendre la préservation plus générale, chez les gens pauvres et malhabiles surtout. Elles prépareraient des combinaisons heureuses pour que, dans les épidémies futures, le succès de la préservation générale fût aussi grand que possible, suivant la force primitive de chaque épidémie. Ce serait grandement à désirer.

NOTE RÉPÉTÉE DES REMÈDES PRINCIPAUX A DEMANDER D'AVANCE AU PHARMACIEN.

Paquets de poudres contre la diarrhée.

Pr. Sous-azotate de bismuth en poudre fine, 5 grammes, divisés en cinq paquets d'un gramme.

Pr. Cachou, du Bengale préférablement, 1 gramme, divisé en cinq paquets de poudre fine.

REMÈDE LIQUIDE CONTRE LA DIARRHÉE, DU LIVRET
DE PRÉSERVATION CONTRE LE CHOLÉRA.

Pr. Eau distillée de roses. . . . . 40 gr.
    Laudanum de Sydenham. 2
    Liqueur anodine d'Hoffmann . . 2
    Alcool. . . . . , ... 2

Mêlez et agitez convenablement.

AUTRES REMÈDES UTILES.

Quoique moins indispensables aux premiers moments des indispositions, il serait bon de les demander au pharmacien dès qu'une personne aura
une diarrhée un peu vive. Ceux qui pourront les demander à l'avance en provision, en cas de besoin
pressant, la nuit, feront mieux.

Feuilles de menthe ou bien feuilles de sauge, un
petit cornet.

Farine de moutarde, 1 kilog.

Sirop d'éther, un flacon modéré, ou bien éther
pur ordinaire, un très-petit flacon.

Alcool ou esprit de vin camphré, un flacon moyen.

Acide phénique, un flacon de demi-grandeur.

Ces provisions pouvant être renouvelées au fur et à mesure des besoins, les petites bourses pourront se contenter de ces petites quantités en une fois.

Le pharmacien fera bien d'écrire sur l'étiquette une désignation brève de l'usage à faire de chaque objet.

Imp. Moderne (Barthier, dr), rue J.-J. Rousseau, 61.

www.ingramcontent.com/pod-product-compliance
Ingram Content Group UK Ltd.
Pitfield, Milton Keynes, MK11 3LW, UK
UKHW022320070726
13614UKWH00002B/849